Anatomie et histologie de l'appareil reproducteur et du sein
Organogenèse et tératogenèse

Chez le même éditeur

Dans la collection Pass'Santé Cours + QCM

Unité fœto-placentaire, par F. Encha-Razavi, E. Escudier. 2011, 152 pages.

Anatomie du petit bassin, par R. Yiou. 2011, 160 pages.

Méthodes d'étude et d'analyse du génome, par S. Romana, J.-P. Bonnefont, M. Cavazzana-Calvo, V. Malan, J.-P. Jais. 2011, 160 pages.

Médicaments et autres produits de santé, par J.-M. Aiache, J.-M. Cardot, V. Hoffart. 2011, 416 pages.

Sources actuelles et futures du médicament – Chimie du médicament, par J.-M. Aiache, A.-P. Carnat, P. Coudert, J.-C. Teulade. 2011, 240 pages.

Anatomie tête et cou, par G. Captier, M. Labrousse, F. Lauwers, R. Lopez, O. Palombi, L. Peltier, 2012, 250 pages.

Dents et milieu buccal, par M. Schmittbuhl, C. Taddéi, J.M. Le Minor, V. Ball, F. Billmann, A. Bloch-Zupan, P. Carpentier; R. Joerger, M. Minoux, J. Ogier, O. Trost, C. Vacher, L. Viriot, 200 pages, à paraître.

Dans la collection Pass'Santé Cours

UE 1 – Atomes – Biomolécules – Génome – Bioénergétique – Métabolisme, par J. Gabert, H. Galons. 2011, 416 pages.

UE 3a – Organisation des appareils et des systèmes – Bases physiques des méthodes d'exploration, par F. Giammarile, C. Scheiber, A. Crut, C. Pailler-Mattei. 2010, 368 pages.

UE 4 – Évaluation des méthodes d'analyse appliquées aux sciences de la vie et de la santé, par A.-J. Valleron. 2010, 232 pages.

UE 5 – Organisation des appareils et des systèmes – Aspects morphologiques et fonctionnels, par V. Delmas, D. Brémond-Gignac, O. Clément, R. Douard, S. Dupont, C. Latrémouille, J.M. Le Minor, N. Pirró, P. Sèbe, C. Vacher, R. Yiou. 2011, 368 pages.

UE 6 – Initiation à la connaissance du médicament, par J.-M. Aiache, J.-M. Cardot, Y. Cherrah, P. Coudert, A. Dufour. 2011, 240 pages.

UE 7 – Santé – Société – Humanité, par P. Czernichow, S. Bimes-Arbus, D. Carricaburu, J.-F. Dartigues, P. Le Coz, A.-L. Le Faou, M.-H. Metzger, M.-C. Simeoni. 2012, 500 pages.

Dans la collection Pass'Santé QCM

UE 1 – Atomes – Biomolécules – Génome – Bioénergétique – Métabolisme, par J. Gabert, H. Galons. 2011, 152 pages.

UE 3a – Organisation des appareils et des systèmes – Bases physiques des méthodes d'exploration, par F. Giammarile, C. Scheiber, J-P. Vuillez. 2010, 88 pages.

UE 3b – Organisation des appareils et des systèmes – Aspects fonctionnels, par F. Giammarile, C. Scheiber, J-P. Vuillez. 2011, 112 pages.

UE 4 – Évaluation des méthodes d'analyse appliquées aux sciences de la vie et de la santé, par O. Semoun, A.-J. Valleron. 2010, 168 pages.

UE 5 – Organisation des appareils et des systèmes – Aspects morphologiques et fonctionnels, par V. Delmas, O. Clément, D. Brémond-Gignac, R. Douard, S. Dupont, C. Latrémouille, J.M. Le Minor, N. Pirró, P. Sèbe, C. Vacher, R. Yiou. 2011, 176 pages.

UE 6 – Initiation à la connaissance du médicament, par J.-M. Aiache, J.-M. Cardot, P. Coudert. 2011, 112 pages.

Autres ouvrages

Embryologie humaine : de la molécule à la clinique, par F. Encha Razavi, E. Escudier, 2009.

Biologie cellulaire, par Marc Maillet. 10e édition, 2006.

Embryologie. Développement précoce chez l'humain, par M. Catala. 3e édition, 2006.

Biochimie génétique, biologie moléculaire, par É. Clauser, J. Étienne, C. Housset, P. Roingeard. 9e édition, 2006.

Histologie, les tissus, par J. Poirier, J.-L. Ribadeau-Dumas, M. Catala, J.-M. André, R. Gherardi, J.-F. Bernaudin. 3e édition, 2006.

Physiologie, par J.-L. Ader, F. Carré, A.T. Dinh-Xuan, M. Duclos, N. Kubis, J. Mercier, F. Mion, C. Préfaut, S. Roman. 2e édition, 2006.

Biologie cellulaire, 300 QCM, par Marc Maillet. 2002.

Histologie, 300 QCM, par J. Poirier, M. Catala, J.-M. André, avec la collaboration de J.-F. Bernaudin et R. Gherardi. 2002.

Embryologie, 300 QCM, par M. Catala. 2002.

Biochimie génétique, biologie moléculaire, 300 QCM, par É. Clauser, S. Conchon. 2004.

Physiologie, 320 QCM, par J.-L. Ader, F. Carré, A.T. Dinh-Xuan, M. Duclos, N. Kubis, J. Mercier, F. Mion, C. Préfaut, S. Roman. 2004.

Pass'Santé

Conforme au programme

PAES

1re ANNÉE DES ÉTUDES DE SANTÉ

COURS + QCM

Anatomie et histologie de l'appareil reproducteur et du sein

Organogenèse et tératogenèse

Férechté Encha-Razavi

Pédiatre fœtopathologiste, maître de conférences en histologie-embryologie à l'université Paris Descartes et praticien hospitalier à l'hôpital Necker-Enfants malades

Estelle Escudier

Pédiatre, maître de conférences en histologie-embryologie à l'université Pierre-et-Marie Curie et praticien hospitalier à l'hôpital Armand Trousseau

ELSEVIER
MASSON

Les auteurs remercient les professeurs K.K. Sulik (University of North Carolina, USA) et M. Vekemans (Hôpital Necker-Enfants malades, Paris) pour leur aimable autorisation de reproduction des images en noir et blanc de la couverture.

Image centrale : embryon humain au stade disque embryonnaire.

Image à droite : embryon humain de 24 jours, vue de face en microscope électronique à balayage.

Illustrations :
Sandrine Marchand

ISBN : 978-2-294-71171-8

Elsevier Masson SAS, 62, rue Camille-Desmoulins, 92442 Issy-les-Moulineaux cedex
www.elsevier-masson.fr

Avant-propos

Le développement d'un nouvel individu suit un programme déterminé par l'information génétique contenue dans son génome. La reproduction sexuée offre la grande diversité qui fait de chaque individu un être « unique ». La fécondation immortalise les gamètes dans le zygote, une cellule aux capacités de développement immenses à l'origine d'un nouvel individu capable à son tour de produire ses propres gamètes, et ainsi de suite...

Le développement prénatal se caractérise par une succession d'étapes morphologiquement distinctes qui progressent selon un calendrier immuable, étalé en moyenne sur 288 jours. Une cascade d'événements transforme en une semaine l'œuf fécondé en zygote, puis en morula et en blastocyste. Au terme de la gastrulation, les feuillets embryonnaires s'engagent dans des voies de différenciation spécifiques qui permettent la mise en place des organes dans des systèmes anatomiques et fonctionnels distincts. L'organogenèse se prolonge durant la période fœtale par l'histogenèse qui permet la maturation tissulaire nécessaire à l'autonomie du nouveau-né. Les dérèglements des cascades moléculaires (voies de signalisation) qui régissent l'organogenèse sont à l'origine des malformations congénitales qui bénéficient maintenant d'une prise en charge adaptée.

Afin de faciliter l'apprentissage, les chapitres de cet ouvrage consacré à l'anatomie et l'histologie de l'appareil reproducteur et à l'organogénèse et la tératogenèse ont été conçus en rubriques courtes, illustrées par des schémas simples, faciles à mémoriser et à reproduire. À la fin de chaque chapitre, les points clés ont été repris. Nous espérons que notre ouvrage sera utile aux étudiants confrontés au concours et aux personnes à la recherche d'une formation et d'une information facile à obtenir.

Férechté Encha-Razavi, Estelle Escudier

Table des matières

Abréviations

ABP	*androgen binding protein*
AZF	*azoospermia factor*
BMP	*bone morphogenetic protein*
CAM	molécule d'adhésion cellulaire
CGH	*comparative genomic hybridization*
CSF	*cytostatic factor*
DHT	dihydrotestostérone
DPN	diagnostic prénatal
DSD	*disorder of sex development*
EGF	*epidermal growth factor*
ES	*embryonic stem cells*
FGF	*fibroblast growth factor*
FISH	*fluorescence in situ hybridization*
FIV	fécondation *in vitro*
FSH	*follicle stimulating hormone*
GDF9	*growth differentiation factor 9*
GDNF	*glial cell line-derived neurotrophic factor*
GnRH	*gonadotropin releasing factors*
hCG	*human chorionic gonadotropin*
HGF	*hepatocyte growth factor*
HMG	*high mobility group*
HNF3β	*hepatocyte nuclear factor 3β*
IgA	immunoglobuline de type A
IGF	*insulin-like growth factor*
IRM	imagerie par résonance magnétique
LDL	*low density lipoproteins*
LH	*luteinizing hormone*
MPF	*M-phase promoting factor*
NGF	*nerve growth factor*
OMI	*oocyte meiosis inhibitor*
OMS	Organisation mondiale de la santé
PSA	antigène prostatique spécifique

SA	semaine d'aménorrhée
SCF	*stem cell factor*
SDAF	séquence d'akinésie fœtale
SNC	système nerveux central
TCP	tube cardiaque primitif
TGFβ	*transforming growth factor* β
TNF	*tumor necrosis factor*
TNP	*tube neural primitif*
VEGF	*vascular endothelial growth factor*
VL	ventricule latéral
WT1	*Wilm's Tumor 1*

Reproduction sexuée et étapes du développement prénatal

1

Gamétogenèse
Hormones de la procréation
Étapes du développement prénatal
Morula
Blastocyste
Gastrulation
Délimitation
Morphogenèse

Le développement d'un nouvel individu suit un programme déterminé par l'information génétique contenue dans son génome. Chez les espèces à reproduction asexuée (protozoaires, algues), l'information génétique est reproduite à l'identique chez tous les « individus » qui, en dehors des mutants, sont similaires. En revanche, chez les espèces à reproduction sexuée, hormis les jumeaux monozygotes, l'information génétique présente une grande diversité qui fait de chaque individu un être « unique ». La diversité génétique repose sur l'hérédité biparentale. Elle est renforcée par les particularités génétiques des gamètes (ovules et spermatozoïdes) acquises lors de la gamétogenèse.

La fécondation immortalise les gamètes dans le zygote, une cellule aux capacités de développement immenses à l'origine d'un nouvel individu capable à son tour de produire ses propres gamètes, et ainsi de suite... En l'absence de fécondation, les gamètes sont des cellules sans « avenir », qui disparaissent rapidement.

Le développement prénatal se caractérise par une succession d'étapes morphologiquement distinctes qui progressent selon un calendrier immuable, étalé en moyenne sur 288 jours (38 semaines). Une cascade d'événements transforme en 1 semaine l'œuf fécondé en zygote, puis en morula et en blastocyste (également dénommé blastula). Au terme d'une période de vie libre (période préimplantatoire), le blastocyste s'enchâsse dans la muqueuse utérine (implantation) au cours de la 2e semaine. La gastrulation survient pendant la 3e semaine et assure la formation de trois feuillets primitifs (ectoderme, chordomésoderme, endoderme). Au fur et à mesure de leur individualisation, les feuillets primitifs s'engagent dans des voies de différenciation spécifiques qui permettent la mise en place d'organes dans des systèmes anatomiques et fonctionnels distincts (organogenèse).

Parallèlement s'effectue le façonnement de l'aspect extérieur de l'embryon. La délimitation transforme, au cours de la 4e semaine, le disque embryonnaire plan en une structure tridimensionnelle, un « cylindre » avec une polarité céphalocaudale et dorsoventrale, ainsi qu'une latéralité droite-gauche. À ce stade, les embryons des mammifères se ressemblent et la distinction du phénotype humain est encore impossible. La morphogenèse permet l'acquisition, au cours des 4 semaines suivantes, des caractéristiques du phénotype humain. À la fin de la période embryonnaire, en dehors des organes génitaux externes, tous les organes sont en place. L'organogenèse se prolonge durant la période fœtale par l'histogenèse qui permet la maturation tissulaire nécessaire à l'autonomie du nouveau-né. La maturation continue au cours de la vie postnatale, jusqu'à la puberté.

Gamétogenèse

Les gamètes sont des cellules hautement spécialisées qui se distinguent des autres cellules de l'organisme (somatiques) par leurs caractéristiques génétiques (haploïdie et recombinaison génétique), morphologiques (acquisition de flagelle pour les spermatozoïdes et abondance de cytoplasme pour l'ovule) et fonctionnelles (mobilité des spermatozoïdes, réserves pour l'ovule). Les gamètes acquièrent ces caractéristiques lors de la gamétogenèse, un ensemble de processus biologiques marqué par des étapes de multiplication cellulaire, de divisions méiotiques et de maturation (fig. 1.1). Ces processus superposables dans les deux sexes présentent toutefois des différences importantes entre la spermatogenèse et l'ovogenèse (voir les chapitres 2 et 3). Leur défaillance perturbe la gamétogenèse et peut aboutir à une stérilité par anomalie de production des gamètes.

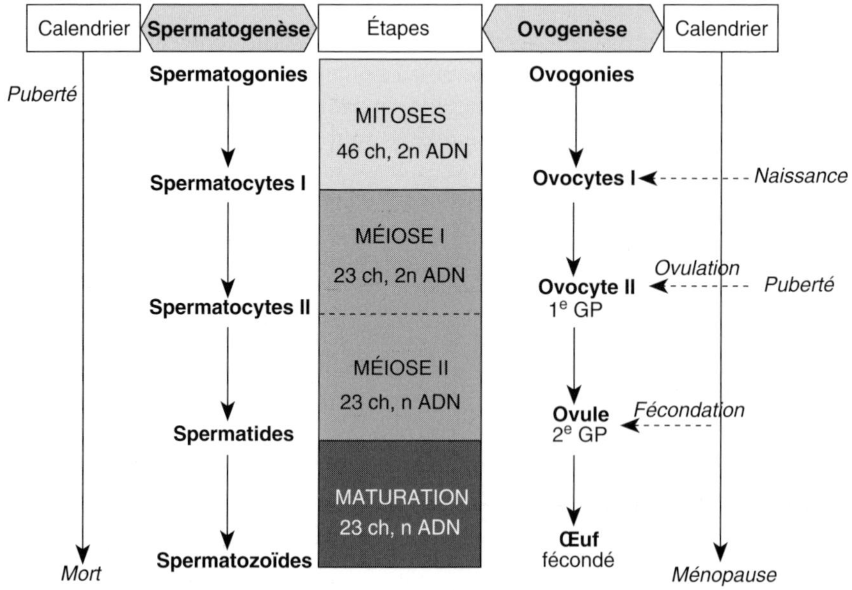

Fig. 1.1.
Étapes et calendrier de la gamétogenèse.

Phase de multiplication

Le capital en cellules germinales souches s'obtient grâce à des divisions mitotiques dont le calendrier varie selon le sexe. Chez la femme, les mitoses sont précoces mais brèves. Elles débutent dès la 5e semaine du développement embryonnaire et s'arrêtent définitivement vers la 20e semaine. Chez l'homme, après une première étape de multiplication des cellules germinales souches (spermatogonies) au cours de la vie fœtale, les mitoses reprennent à la puberté et se poursuivent de manière continue jusqu'à la mort. Au cours des divisions mitotiques, le matériel génétique des gonocytes est reproduit à l'identique. Les erreurs de réplication non corrigées sont responsables de mutations gamétiques dites *de novo*.

Phase de méiose

La constance du nombre des chromosomes (euploïdie) au fil des générations s'explique par la réduction préalable de leur nombre (haploïdie) dans les gamètes (ovules et spermatozoïdes), grâce aux divisions méiotiques. La méiose est un mode de division spécifique des cellules germinales. Elle se caractérise par deux divisions cellulaires successives (méiose I et méiose II) précédées d'une seule phase de réplication d'ADN (phase S) [fig. 1.2]. Des mutations peuvent survenir à la phase S de la méiose I. Elles sont responsables de mosaïques qui touchent les cellules issues de la lignée concernée (mosaïques germinales).

Diversité des individus

Lors de chaque division cellulaire de la méiose, la ségrégation, au hasard des chromosomes d'origine paternelle et maternelle dans les cellules filles, crée à elle seule une diversité génique presque illimitée, de l'ordre de $(2^{23})^2$. La recombinaison chromosomique, en assurant le brassage des gènes d'origine maternelle et paternelle, amplifie ce phénomène et fait de chaque ovule ou spermatozoïde une cellule unique par son programme génétique. Selon l'ovule et le spermatozoïde engagés dans la fécondation, le zygote sera doté d'un assortiment génique unique, parmi des milliards de possibilités.

Dimorphisme sexuel

Dans l'espèce humaine, le dimorphisme gonosomique (chromosomes X ou Y) est le support du dimorphisme sexuel (masculin ou féminin). Le chromosome Y a un effet dominant et induit la différenciation testiculaire, quel que soit le nombre de chromosomes X présents (voir le chapitre 8).

Phase de maturation

L'étape de maturation des gamètes est indispensable à la fécondation. Chez la femme, la maturation ovocytaire s'installe à partir de la puberté selon un rythme cyclique (voir le chapitre 2). Elle s'annonce par une croissance de taille de l'ovocyte I et par une augmentation du nombre de ses mitochondries qui deviennent circulaires et perdent leurs crêtes.

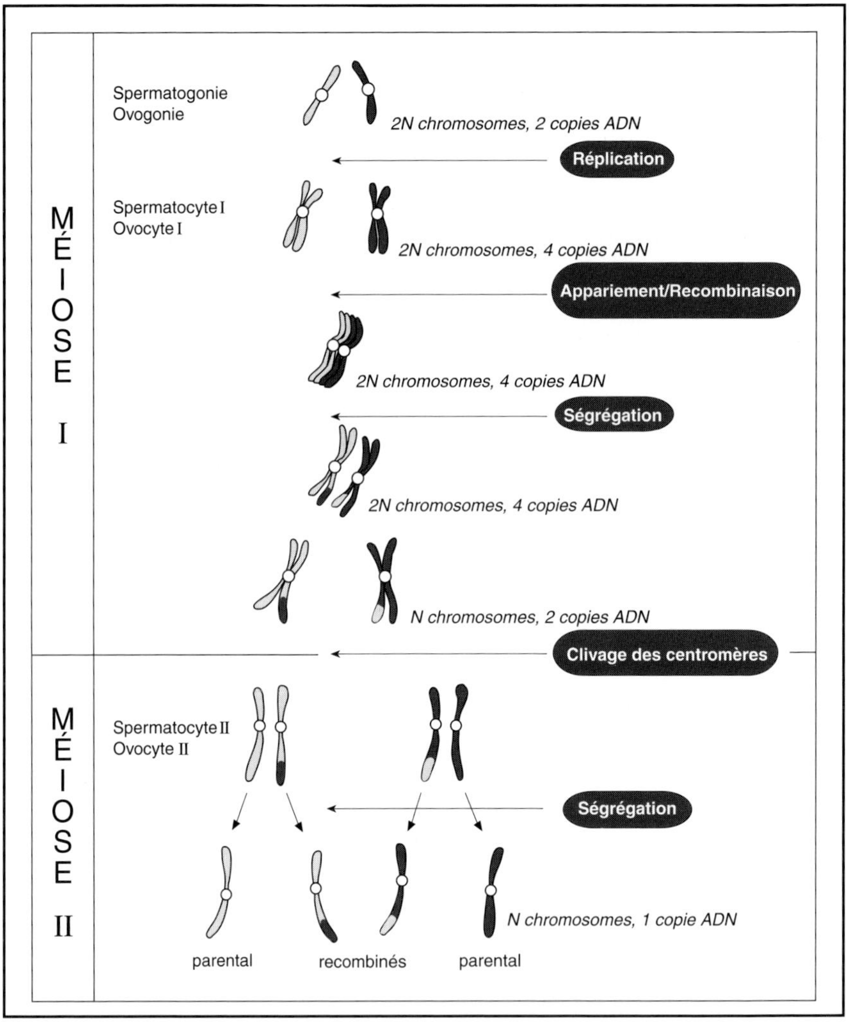

Fig. 1.2.
Mécanisme de la méiose (seule une paire de chromosomes homologues est illustrée).

L'appareil de Golgi forme les granules corticaux et produit les glycoprotéines de la zone pellucide. Sur le plan moléculaire, la maturation ovocytaire se caractérise par une explosion des phénomènes de transcription avec augmentation massive des ARN (ARNt, ARNr, ARNm). Durant cette phase, l'ovocyte accumule les produits de réserve (glycogène, lipides, protéines) nécessaires aux tout premiers stades du développement embryonnaire. Les transcrits maternels sont assez stables et persistent dans l'œuf fécondé jusqu'à l'expression du nouveau génome. Chez l'homme, la maturation des spermatozoïdes se déroule en deux étapes dans les voies génitales masculines et féminines. La traversée de l'épididyme permet l'acquisition de la mobilité des spermatozoïdes ainsi que l'aptitude à se fixer à la zone pellucide, et bloque leur pouvoir fécondant (voir le chapitre 3).

Hormones de la procréation

Les hormones sexuelles (stéroïdes) interviennent au cours de la période embryonnaire dans la différenciation sexuelle. Au moment de la puberté, elles permettent l'installation des caractères sexuels secondaires. La sécrétion de ces hormones est pulsatile, caractérisée par des changements rapides de leur concentration plasmatique à intervalles plus ou moins réguliers.

La régulation des hormones sexuelles se fait sur le mode endocrine et paracrine par le jeu d'une cascade hormonale en provenance du cerveau (axe hypothalamohypophysaire). Parallèlement, de nombreuses molécules de nature et de fonction diverses (cytokines, facteurs de croissance, molécules d'adhérence, protéines de choc thermique) interviennent également dans la régulation de la gamétogenèse.

La régulation hormonale de la gamétogenèse fait intervenir des phénomènes de stimulation et d'inhibition (rétrocontrôles positifs et négatifs) agissant à trois niveaux : hypothalamique, hypophysaire et gonadique (rétrocontrôles longs et courts) [fig. 1.3].

Hormone hypothalamique

Les axones des neurones de l'hypothalamus déversent leur neurosécrétion, les GnRH (*gonadotropin releasing factors*), au contact des capillaires du système porte hypothalamohypophysaire. Au niveau de l'adénohypophyse, les GnRH contrôlent l'expression des gènes codant les gonadotrophines hypophysaires. L'activité de l'hypothalamus peut

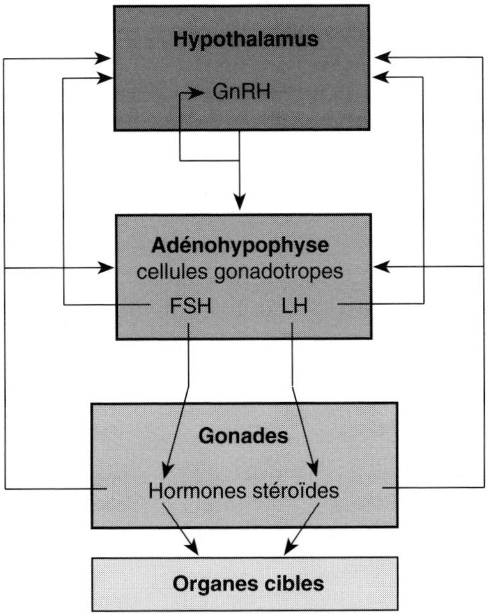

Fig. 1.3.
Contrôle hormonal du cycle menstruel.

elle-même être influencée par des facteurs provenant d'autres régions du cerveau ou des gonades.

Hormones hypophysaires

L'adénohypophyse est l'intermédiaire essentiel entre le système nerveux central et les gonades. Elle régule les fonctions gamétogénique et hormonale des gonades par l'action des hormones gonadotropes (FSH [*follicle stimulating hormone*], LH [*luteinizing hormone*]). Les hormones hypophysaires exercent un rétrocontrôle sur la sécrétion hypothalamique des GnRH.

Hormones gonadiques

Les stéroïdes gonadiques contrôlent à leur tour les sécrétions hormonales adénohypophysaires et hypothalamiques (rétrocontrôles courts et longs). Les principaux organes cibles des hormones stéroïdes sont le cerveau, les voies génitales internes, les organes génitaux externes, les glandes mammaires, le bulbe pilosébacé, le tissu adipeux, l'os et le cartilage de conjugaison, les cordes vocales.

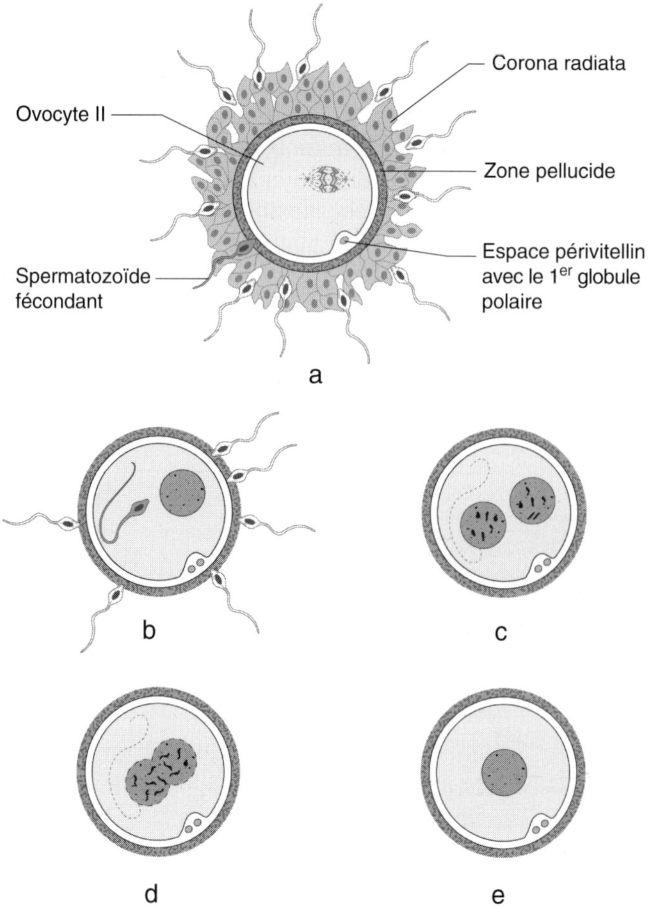

Fig. 1.4.
Fusion des gamètes.

Étapes du développement prénatal

La fécondation permet le rétablissement de la diploïdie (46 chromosomes), le réassortiment de deux programmes génétiques différents (hérédité biparentale) et le déterminisme sexuel fondé sur le dimorphisme chromosomique (XX ou XY). La pénétration du spermatozoïde réactive l'ovocyte bloqué en deuxième division de la méiose et déclenche une série d'événements marqués par l'achèvement de la méiose II, la formation des pronoyaux et l'expression du nouveau génome, modulée par les phénomènes épigénétiques comme l'empreinte parentale et l'inactivation de l'X. Ces événements initient le développement embryonnaire (fig. 1.4).

Morula

La fécondation déclenche les premières mitoses et les divisions successives du zygote en nouvelles cellules de plus en plus petites (blastomères).

Dans l'espèce humaine, la première mitose survient environ 36 heures après la fécondation et se poursuit au rythme d'une division toutes les 20 heures. À partir de 8 blastomères, l'ensemble prend la forme d'une sphère, nommée « morula ». La nature asynchrone des divisions explique la possibilité d'un nombre impair de blastomères. Ces modifications surviennent lors du transit tubaire. Au cours de cette période de « vie libre », ou période préimplantatoire, les échanges avec le milieu environnant se font par transports actifs. La persistance de la zone pellucide est indispensable à ce stade pour assurer la cohésion des premiers blastomères ; elle empêche l'implantation ectopique dans les trompes (grossesse tubaire). Les blastomères anormaux sont éliminés par apoptose (mort programmée).

Premiers blastomères

Le zygote et les blastomères sont des cellules diploïdes, sexuées, avec un génome mixte d'origine paternelle et maternelle mais un cytoplasme d'origine ovocytaire riche en transcrits maternels (ARNm produit durant l'ovogenèse). Le zygote et les tout premiers blastomères ne produisent pas d'ARN mais peuvent assurer la réplication de leur ADN. À ce stade, les cellules disposent, par héritage ovocytaire, des composants de l'appareil traductionnel indispensables pour la synthèse protéique. Ils utilisent d'abord les ARN hérités (transcrits maternels, à queue poly[A] très longue) pour assurer leurs premières divisions. La transition entre le contrôle maternel et embryonnaire de l'activité génomique se fait progressivement, après la dégradation des transcrits maternels. L'activité de transcription du nouveau génome débute à partir du stade 4 blastomères. À ce stade (étape de précompaction), les blastomères sont des cellules sphériques, apolaires (sans différence entre les pôles apical et basal), dépourvues de jonctions intercellulaires, dissociables les unes des autres (propriété utilisée pour le prélèvement des blastomères lors du diagnostic préimplantatoire). Les blastomères occupent tous une

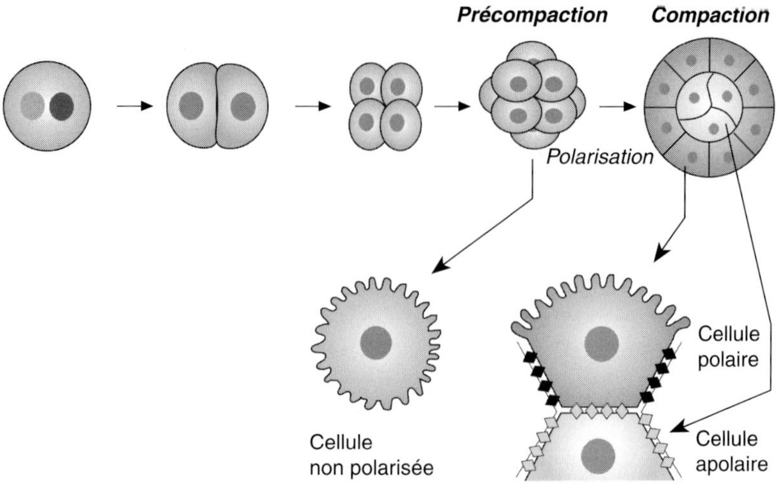

Fig. 1.5.
Formation de la morula et compaction à l'échelle cellulaire (la zone pellucide n'est pas représentée).
Jonctions serrées : losanges noirs ; jonctions communicantes : losanges gris.

disposition similaire dans la morula, avec une face interne en regard des autres blastomères et une face externe saillante au contact de la zone pellucide. Leur membrane cytoplasmique, perméable aux petites molécules, présente des microvillosités sur toute sa surface (fig. 1.5). Jusqu'au stade 8 blastomères, les cellules sont totipotentes, capables d'exprimer la totalité du programme génétique et de participer à l'édification de tous les tissus extra- et intraembryonnaires, donc d'un embryon entier. La totipotence est liée à l'expression des gènes de la famille *Oct* (octamère).

Première dualité cellulaire

À partir du stade 16 blastomères (j4), la morula change de forme et de fonction (compaction). Les blastomères périphériques s'aplatissent et la morula prend un aspect lisse, « compacté ». Ces modifications, qui ne concernent que les blastomères périphériques, résultent d'une polarisation à la fois du cytoplasme et de la membrane cellulaire. La polarisation du cytoplasme débute par une redistribution des organites (appareil de Golgi, mitochondries, lysosomes, vésicules d'endocytose), suivie d'une restriction des microvillosités au pôle apical de la cellule et d'une réorganisation des filaments d'actine ainsi que des microtubules du cytosquelette. Les modifications membranaires se caractérisent par la mise en place de jonctions intercellulaires. Des jonctions étanches se forment en premier au niveau du domaine apical de la membrane cytoplasmique. Au niveau du domaine basolatéral des cellules, la redistribution de l'E-cadhérine (ou uvomoruline, protéine d'adhérence cellulaire présente de façon homogène dès le stade 2 blastomères) renforce l'adhésion intermembranaire en se liant aux filaments d'actine intracytoplasmiques. Au niveau de leur pôle basal, les cellules périphériques développent des jonctions communicantes avec les cellules centrales de la morula (fig. 1.5). La compaction provoque une modification de la perméabilité de la morula et la constitution à sa surface d'une coque cellulaire étanche qui l'isole du milieu extérieur. Il en résulte une perméabilité sélective aux ions et une orientation différente du fuseau mitotique. Selon l'orientation du plan de clivage du fuseau, les nouveaux blastomères seront de type polarisé ou non, ce qui détermine leur devenir.

La compaction signe l'apparition de deux populations cellulaires de même origine et de destinées différentes (lignage). Les cellules apolaires se placent au centre de la morula et donnent la masse cellulaire interne (bouton embryonnaire). Les cellules polaires forment autour du bouton embryonnaire la coque de trophoblaste (trophectoderme). Cette différenciation signe la perte de la totipotence des blastomères qui abordent une période dite de pluripotence, avec une expression préférentielle du génome d'origine paternelle dans le trophoblaste et du génome d'origine maternelle dans la masse cellulaire interne (empreinte génomique).

Blastocyste

Lors du parcours tubaire, le pompage osmotique (pompe Na^+/K^+-ATPase) provoque une entrée de sodium et d'eau à l'intérieur de la morula. Se forment alors des microcavités qui confluent et créent vers j5 la première cavité embryonnaire, le blastocèle. Dès lors, la morula prend le nom de blastocyste (ou blastula) [fig. 1.6]. L'augmentation des jonctions étanches sur la face latérale des cellules trophoblastiques renforce leur étanchéité et isole le blastocyste. Ainsi, le blastocèle en expansion sépare le trophoblaste de la masse cellulaire interne, qu'il refoule au pôle dit « embryonnaire ». Le trophoblaste présente alors une zone polaire (en contact avec la masse cellulaire interne) et une zone murale (en contact avec le blastocèle).

Trophoblaste

Au terme d'une période de vie libre, le blastocyste arrive dans la cavité utérine vers j4–j5, lors d'une période de neutralité utérine, où le milieu est propice à sa survie. Il lui succède une période de réceptivité (jusqu'à j10) au-delà de laquelle l'utérus devient réfractaire à l'implantation. Dès la fin de la 2e semaine, l'implantation enfouit le blastocyste dans la paroi utérine, l'isole du milieu extérieur et crée l'unité fœtoplacentaire, indispensable à la survie et au développement harmonieux du fœtus.

Activités de synthèse du trophoblaste

Le trophoblaste ne participe pas à l'édification de l'embryon; néanmoins, sa présence est indispensable à la nidation, à la tolérance immunitaire et à la survie de l'embryon. La polarisation confère au trophoblaste les caractères d'un épithélium, fait de petites cellules jointives avec une forte activité de synthèse. Le trophoblaste est une source d'enzymes requises pour l'implantation (ouverture de la zone pellucide par une trypsine-*like* protéase dénommée strypsine; digestion de la matrice extracellulaire de l'endomètre par des collagénases : stromé-

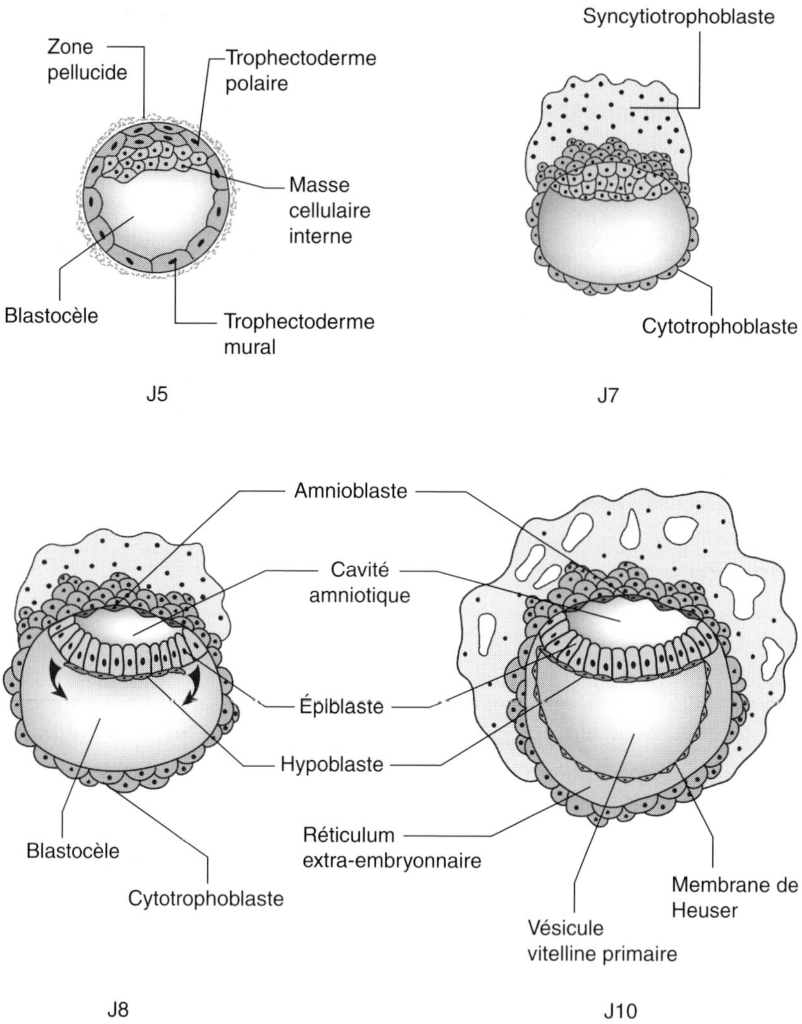

Fig. 1.6.
Modification du blastocyste, mise en place du disque embryonnaire didermique et des cavités.

lysine, activateurs de plasminogène). Le trophoblaste synthétise aussi des intégrines (ligands du collagène, de la laminine, de la fibronectine), nécessaires à l'adhésion du blastocyste à l'endomètre. Par ailleurs, le trophoblaste produit l'hCG (*human chorionic gonadotropin*), marqueur biologique de grossesse (test de grossesse).

Interactions du trophoblaste et de l'endomètre

L'éclosion du blastocyste en dehors de la zone pellucide et la différenciation du trophoblaste en cytotrophoblaste et syncytiotrophoblaste permettent l'implantation, lors d'une période de réceptivité de la muqueuse utérine (de j6 à j10 après le pic de LH). Au-delà de j10 (phase réfractaire), les embryons non implantés meurent. La perte de la zone pellucide par digestion enzymatique et distension mécanique permet l'éclosion et amorce une série d'interactions directes entre le blastocyste et l'endomètre. Il en résulte une cascade d'événements qui s'achèvent par l'enfouissement du blastocyste dans l'endomètre et la différenciation des villosités choriales, indispensables pour la survie embryonnaire.

Masse cellulaire interne

Les cellules de la masse cellulaire interne sont pluripotentes, capables de se remplacer les unes les autres et d'édifier un embryon ; en revanche, elles ne peuvent plus se transformer en trophoblaste. Elles forment le disque embryonnaire didermique vers j8 (fig. 1.6). Une première ségrégation dans le massif cellulaire interne individualise l'endoderme viscéral ou primitif (hypoblaste), feuillet ventral éphémère qui constitue le plafond du blastocèle, et l'épiblaste, à l'origine des feuillets embryonnaires primitifs.

Poussées endodermiques

Une première poussée endodermique le long du blastocèle donne l'endoderme extraembryonnaire (membrane de Heuser). La membrane de Heuser dessine les limites de la vésicule vitelline primaire (j10). Cette étape coïncide avec l'apparition d'une matrice acellulaire (réticulum extraembryonnaire), qui s'intercale entre le trophoblaste mural et la membrane de Heuser. La deuxième poussée endodermique, le long de la vésicule vitelline primaire, délimite une cavité plus restreinte, la vésicule vitelline secondaire (j13–j15). Les reliquats de la vésicule vitelline primaire forment les kystes exocœlomiques qui disparaissent. La migration hypoblastique fait intervenir des molécules d'adhésion cellulaire (CAM) et des liaisons entre les intégrines de l'hypoblaste et les ligands de la matrice extracellulaire trophoblastique (fibronectine, laminine, collagène).

Devenir de l'épiblaste

La cavité amniotique, future « poche des eaux », se forme par coalescence des microcavités dès j8 dans le massif épiblastique et se remplit de liquide. Les amnioblastes, cellules d'origine épiblastique, tapissent le plafond de la cavité (amnios) et l'isolent du trophoblaste polaire. Les amnioblastes sont en continuité avec l'épiblaste du plancher de la cavité amniotique (fig. 1.6). La limite entre les deux tissus est dénommée « jonction amnioectodermique ».

À partir de j10, une poussée cellulaire – *a priori* d'origine épiblastique – envahit le réticulum extraembryonnaire et constitue tout autour du blastocyste le mésenchyme extraembryonnaire, qui s'intercale entre le trophoblaste et les cavités embryonnaires (cavité amniotique et vésicule vitelline) à j13.

Le mésenchyme extraembryonnaire se creuse de microcavités qui confluent et créent le cœlome externe (ou extraembryonnaire), sauf en regard de la cavité amniotique (j15). Le cœlome externe scinde le mésenchyme extraembryonnaire en deux feuillets de mésoderme extraembryonnaire viscéral et pariétal. Le feuillet pariétal double le trophoblaste et forme avec lui le chorion (partie fœtale du placenta). Le feuillet viscéral entoure les cavités embryonnaires. Autour de la cavité amniotique, le mésoderme extraembryonnaire porte le nom de « somatopleure extraembryonnaire », et autour de la vésicule vitelline, de « splanchnopleure extraembryonnaire » (fig. 1.7). La croissance de la cavité amniotique réduit progressivement le cœlome externe en une cavité virtuelle.

À la fin de la 2e semaine, le blastocyste peut être comparé à une sphère creuse constituée de deux hémisphères (cavité amniotique et vésicule vitelline), séparés par le disque embryonnaire. Cet ensemble, situé dans une troisième cavité (le cœlome externe), est rattaché à la « coque trophoblastique » par le pédicule embryonnaire.

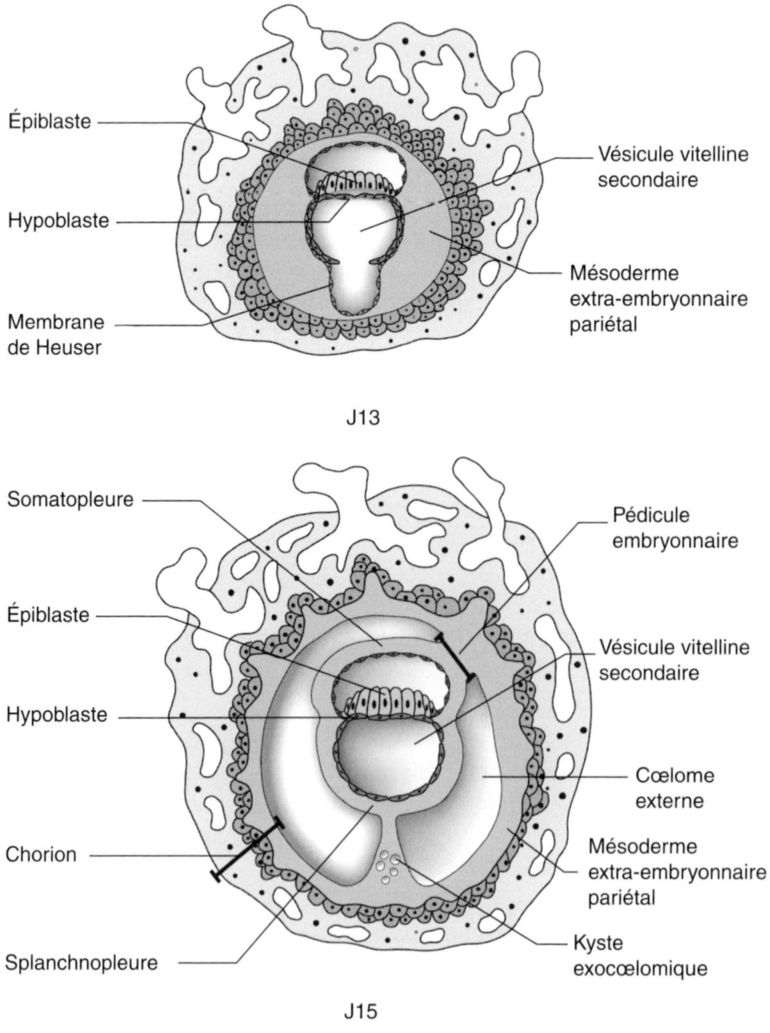

Fig. 1.7.
Blastocyste : mise en place des cavités embryonnaires.

Gastrulation

La « gastrulation » permet la mise en place à la 3e semaine des trois feuillets embryonnaires primitifs (endoderme, chordomésoderme, ectoderme).

Ligne primitive

La mise en place de l'endoderme et du mésoderme fait intervenir deux processus concomitants associant déformations cellulaires (mouvements d'étirement assurés par la réorganisation du cytosquelette, dénommés « invagination » et « épibolie ») et déplacements des cellules épiblastiques (migration centripète, dénommée « ingression »), le long d'un axe antéropostérieur, la ligne primitive.

La ligne primitive apparaît au début de la 3e semaine sous la forme d'un épaississement de l'épiblaste caudal qui progresse rapidement en direction crâniale (fig. 1.8). L'épaississement de la ligne primitive

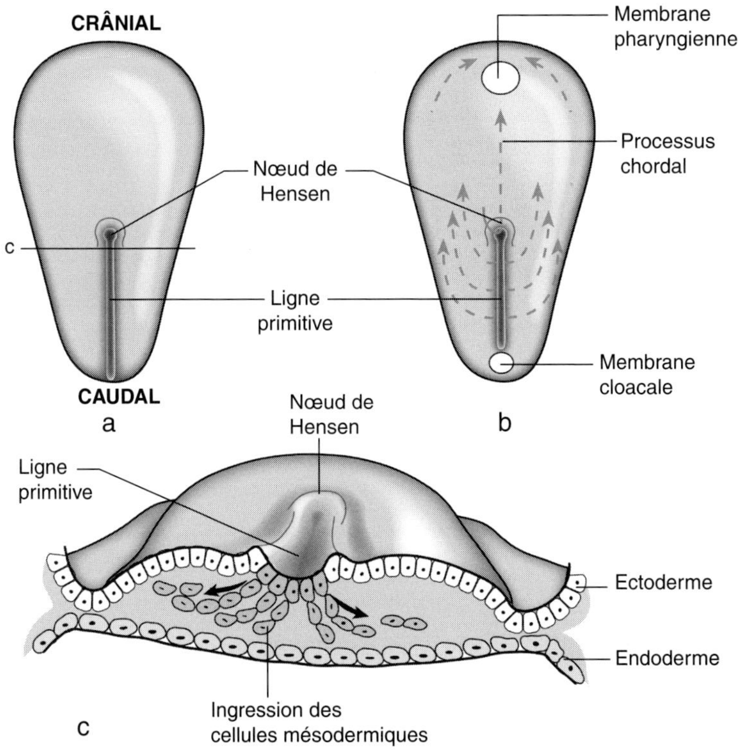

Fig. 1.8.
Gastrulation.
a. Vue dorsale du disque embryonnaire. **b.** Les flèches représentent l'aspect « en chandelier » des courants migratoires. **c.** Coupe transversale du disque embryonnaire (les flèches indiquent les courants d'ingression). Le disque embryonnaire devenu tridermique présente un axe de latéralité gauche-droite centré par la chorde ainsi qu'une polarité craniocaudale (rostrocaudale ou antéropostérieure) et dorsoventrale (l'ectoderme en position dorsale, séparé de l'endoderme ventral par le mésoderme).

résulte du recrutement de cellules épiblastiques, qui convergent vers l'axe médian. Le recrutement est suivi d'une migration cellulaire centripète (ingression) à l'origine de la gouttière primitive. La limite antérieure de la ligne primitive se situe à mi-distance du pôle céphalique. Elle est marquée par un renflement épiblastique centré par une dépression, le nœud de Hensen (fig. 1.9). L'ingression d'un premier contingent cellulaire forme l'endoderme. Une deuxième vague migratoire met en place, entre l'endoderme et l'épiblaste, un feuillet intermédiaire, le chordomésoderme. Le disque embryonnaire devient alors tridermique et l'épiblaste prend le nom d'ectoderme.

La gastrulation progresse selon un gradient céphalocaudal induisant une avance du développement de la région rostrale. Il en résulte un allongement et un élargissement de l'extrémité crâniale du disque embryonnaire qui devient piriforme. Au terme des grands mouvements de migration cellulaire, le nœud de Hensen et la ligne primitive régressent. La régression de la ligne primitive, visualisable par le recul du nœud de Hensen, est accélérée par la croissance rapide de l'extrémité antérieure du disque. Au niveau de la région caudale, la gastrulation crée l'éminence caudale, à l'origine des différentes structures mésenchymateuses de la région caudale et siège de la neurulation secondaire (voir le chapitre 9).

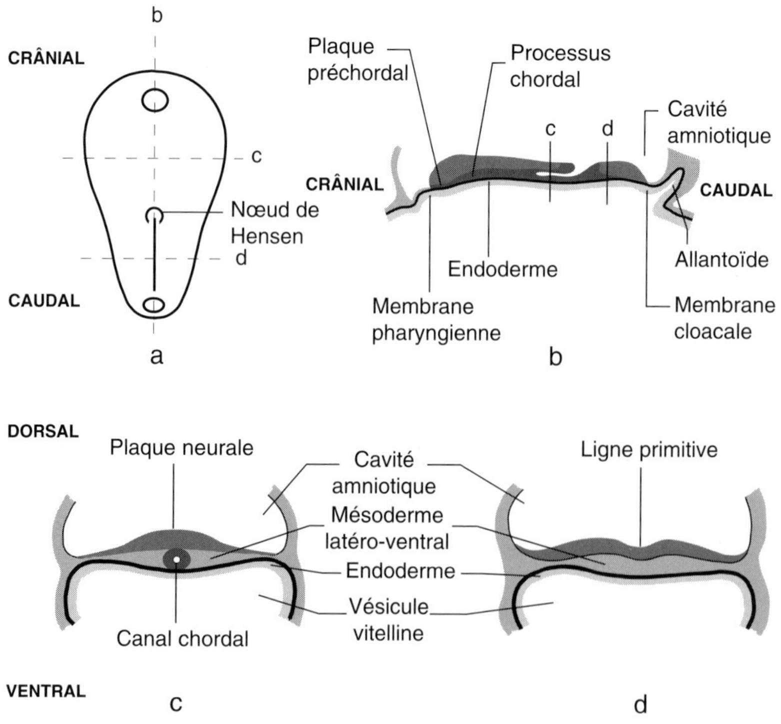

Fig. 1.9.
Mise en place de la chorde.
a. Disque embryonnaire (vue dorsale). **b.** Coupe sagittale craniocaudale. **c,d.** Coupes transversales du disque embryonnaire passant par les régions crâniale **(c)** et caudale **(d)**.

Mise en place de l'endoderme

Dès sa mise en place, l'endoderme remplace l'hypoblaste de la vésicule vitelline secondaire qui s'entoure de mésenchyme extraembryonnaire (splanchnopleure) [fig. 1.7]. L'allantoïde s'individualise dans sa région caudale sous forme d'un diverticule qui pénètre le pédicule embryonnaire (fig. 1.9). La vésicule vitelline, bien qu'éphémère, est une structure majeure. Les cellules germinales primordiales (gonocytes) apparaissent dans sa paroi près de l'allantoïde dès la 5e semaine, ainsi que les premiers vaisseaux et cellules sanguines (vasculogenèse). À son niveau, les cellules endodermiques développent une forte activité de synthèse protéique (α-fœtoprotéine). L'activité de la vésicule vitelline décline après la mise en place du foie, qui prend la relève des fonctions d'hématopoïèse et de synthèses protéiques. Dès lors, la vésicule vitelline régresse en un reliquat enchâssé dans le cœlome externe.

Mise en place du mésoderme

Les courants migratoires de la gastrulation mettent en place deux territoires mésodermiques, dorsal et latéroventral. Les cellules les plus caudales ont une destination plus latérale, ce qui donne un aspect « en chandelier » des circuits de migration (fig. 1.8b). Le mésoderme dorsal, issu du nœud de Hensen, donne le processus chordal, précurseur de la chorde dorsale (notochorde). Le mésoderme latéroventral forme trois domaines, représentés par les mésodermes para-axial, intermédiaire et latéral, avec des devenirs différents. Le mésoderme intraembryonnaire diffuse dans toute l'étendue du disque embryonnaire à l'exception de deux régions, situées aux extrémités crâniale (membrane pharyngienne) et caudale (membrane cloacale), qui restent didermiques. En direction crâniale, les cellules mésodermiques contournent la membrane pharyngienne et forment d'avant en arrière le septum transversum (région du futur diaphragme) et l'aire cardiaque.

Processus chordal

L'ingression des cellules du nœud de Hensen se fait le long de l'axe médian du disque embryonnaire, en direction crâniale, vers la membrane pharyngienne. Dans un premier temps, un cordon cellulaire plein se forme (processus chordal), précédé des cellules de la plaque préchordale. Le processus chordal se creuse secondairement d'une lumière et forme le canal chordal (fig. 1.9). La fusion du plancher du canal chordal avec l'endoderme sous-jacent et sa résorption transforment le canal chordal en plaque chordale. Il en résulte une communication entre la cavité amniotique et la vésicule vitelline à partir du nœud de Hensen (canal neurentérique). La fusion des bords de la plaque chordale reconstitue un cordon cellulaire plein, la chorde définitive, et ferme le canal neurentérique (fig. 1.10).

Mésoderme latéroventral

Vers le milieu de la 3e semaine (j17), le mésoderme intraembryonnaire se condense de chaque côté de la chorde, en trois domaines contigus : successivement, le mésoderme para-axial, le mésoderme intermédiaire et les lames latérales (fig. 1.11).

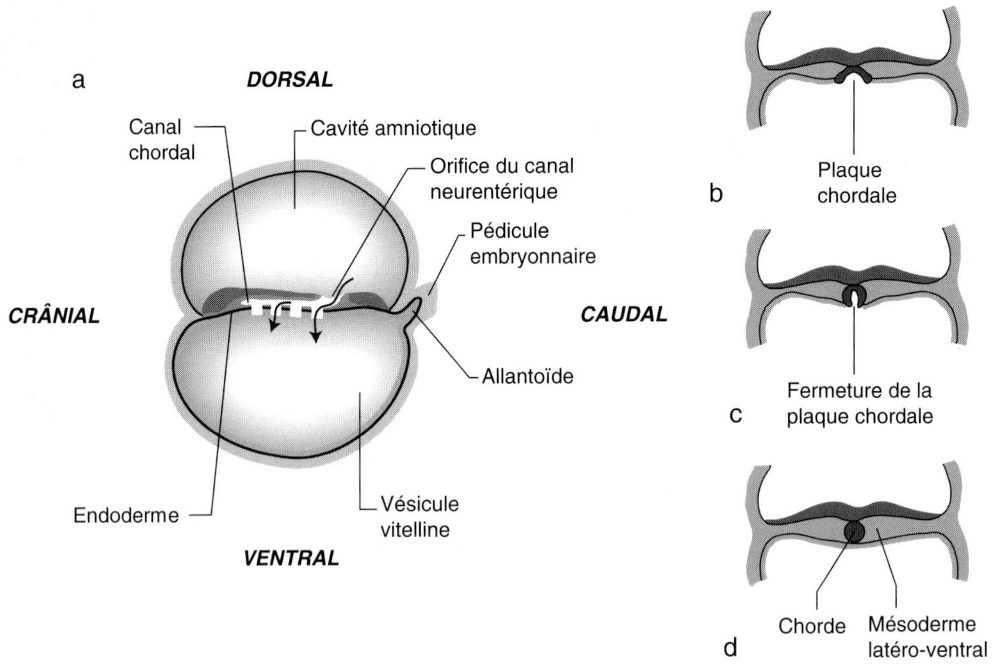

Fig. 1.10.
Formation de la chorde.
a. Coupe sagittale craniocaudale. **b,c,d.** Coupes transversales dorsoventrales à différents stades de mise en place de la chorde.

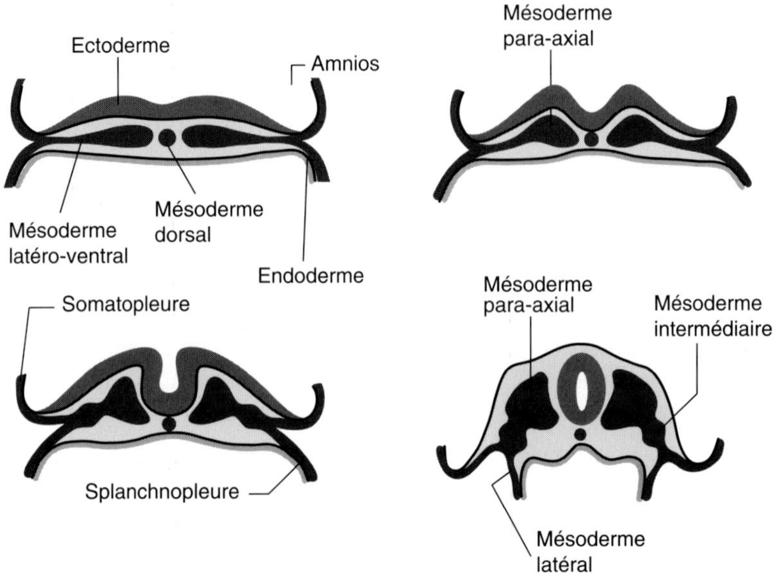

Fig. 1.11.
Territoires et domaines du mésoderme intraembryonnaire (3e–4e semaines).

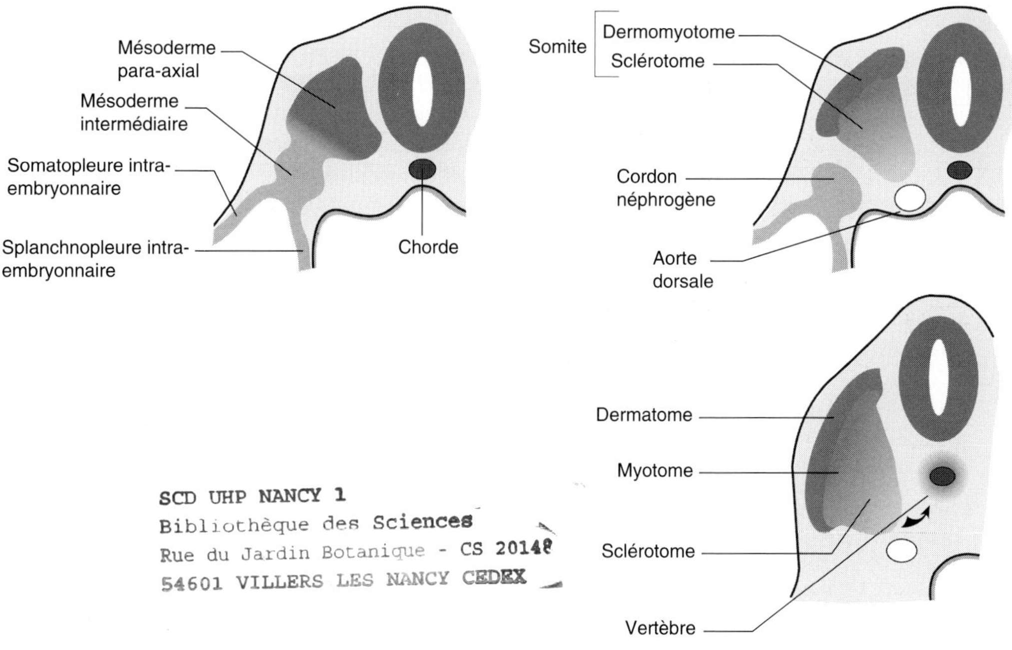

Fig. 1.12.
Devenir du mésoderme para-axial : coupes transversales du disque embryonnaire.

À la fin de la 3e semaine, le mésoderme para-axial se sépare du mésoderme intermédiaire tout en se segmentant dans le sens craniocaudal selon une chronologie bien établie, et forme les massifs des somites (fig. 1.12). Le nombre des somites sert à dater les premiers stades du développement. À la fin de la 5e semaine, un total de 42 à 44 paires de somites est identifiable. Au pôle céphalique, le mésoderme para-axial ne se segmente pas et forme le mésoderme céphalique, qui participe à l'édification du crâne et de la face. Le mésoderme intermédiaire se sépare à son tour des lames latérales et forme les cordons néphrogènes. Le mésoderme latéral se scinde en deux lames latérales (somatopleure et splanchnopleure intraembryonnaires), qui délimitent le cœlome interne (ou cœlome intraembryonnaire). Les lames latérales sont en continuité avec le mésoderme extraembryonnaire.

Mise en place de l'ectoderme

L'ectoderme, feuillet dorsal du disque embryonnaire, est en contact avec la chorde sous-jacente. L'induction de l'ectoderme par la chorde aboutit à la différenciation du neurectoderme, à la formation et à l'internalisation du tube neural primitif (neurulation primaire), à l'individualisation des cellules des crêtes neurales et à la différenciation de l'ectoderme restant en épiderme (voir le chapitre 9).

La transformation neurectodermique suit un gradient céphalocaudal et se caractérise par la formation de la plaque neurale, en avant du nœud de Hensen (fig. 1.13 et 1.14). La formation de la plaque neurale s'étend vers la région caudale, par differenciation de nouvelles cellules neurectodermiques à son extrémité postérieure. Le développement de la plaque neurale est plus rapide à l'extrémité crâniale, qui s'élargit en forme de « raquette », alors que l'extrémité caudale reste fine. La fusion des berges de la plaque, creusée en gouttière neurale, amorce la formation d'une structure tubulaire, internalisée dans la région dorsale de l'embryon, le tube neural primitif (fig. 1.14). La fusion des berges de la gouttière neurale débute au niveau des troisième et quatrième somites et s'étend vers les régions rostrale et caudale. Les extrémités crâniale et caudale du tube neural, neuropores antérieur et postérieur, se ferment en dernier (vers j24 et j26, respectivement).

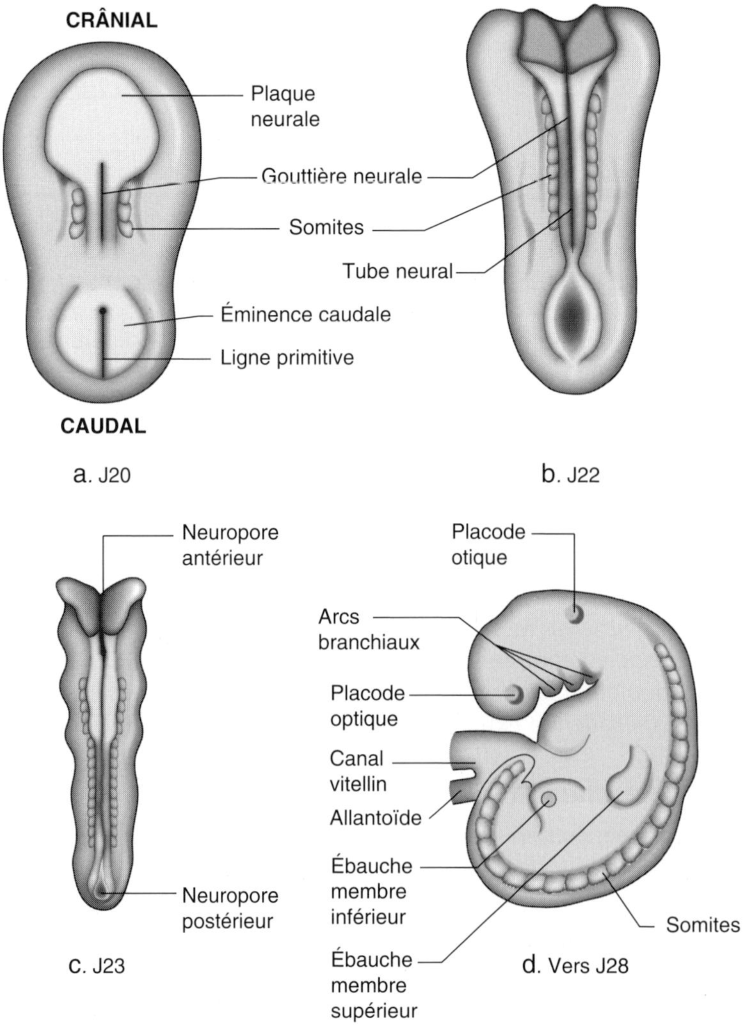

Fig. 1.13.
Différentes étapes de la neurulation.
a,b,c. Vue dorsale.
d. Vue latérale.

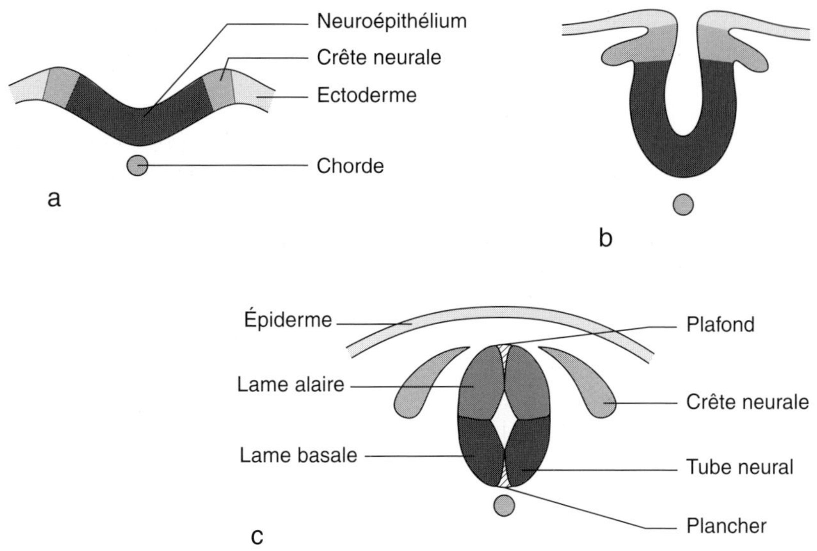

Fig. 1.14.
Neurulation primaire : coupes transversales du disque embryonnaire.
a. Plaque neurale. **b.** Gouttière neurale. **c.** Tube neural.

Délimitation

Deux types de mouvements concomitants (enroulement, plicature) transforment entre la 4e et la 5e semaine le disque embryonnaire plan en un cylindre. La différence entre la croissance rapide du disque embryonnaire et la stagnation de la vésicule vitelline détermine les mouvements de la délimitation. La délimitation permet l'internalisation des feuillets embryonnaires ventraux (endoderme et mésoderme), la mise en place des téguments à partir du feuillet dorsal (ectoderme), l'individualisation de l'embryon par rapport aux annexes.

Mouvements d'enroulement

La croissance rapide du disque embryonnaire (neurulation primaire, somitogenèse) provoque l'enroulement du disque et la formation de l'anneau ombilical primitif par convergence de la jonction amnioectodermique vers la région ventrale de l'embryon (telle une bourse que l'on ferme en tirant sur ses cordons) [fig. 1.15].

L'enroulement entraîne l'étranglement et l'internalisation partielle de la vésicule vitelline, où trois segments s'individualisent. Le segment intraembryonnaire forme l'intestin primitif. Le reste de la vésicule vitelline demeure extraembryonnaire et devient la vésicule ombilicale, visible dans le cœlome externe. Le canal vitellin, portion étranglée de la vésicule vitelline, relie le tube digestif primitif à la vésicule ombilicale. Dans les régions sus- et sous-ombilicales, l'enroulement permet le rapprochement des somatopleures intraembryonnaires, l'étranglement du canal cœlomique et la séparation des cœlomes interne et externe (fig. 1.16). Enfin, l'enroulement place l'ectoderme – à l'origine de l'épiderme – à la surface de l'embryon. Progressivement, l'anneau ombilical se resserre et forme l'ombilic.

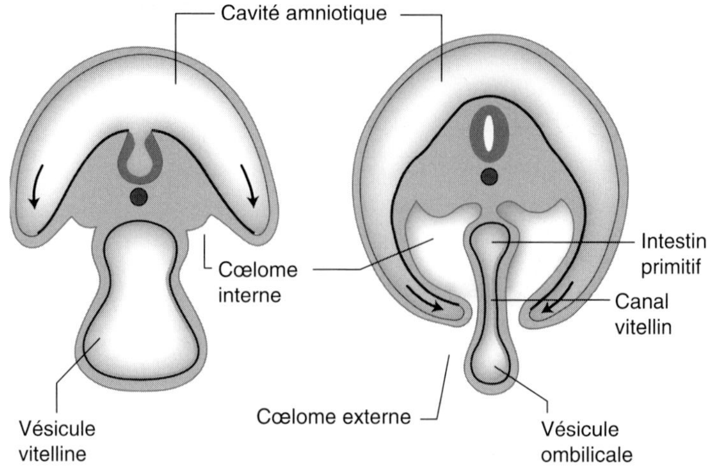

Fig. 1.15.
Délimitation : coupes transversales de la région ombilicale.
Les flèches indiquent les mouvements de l'enroulement.

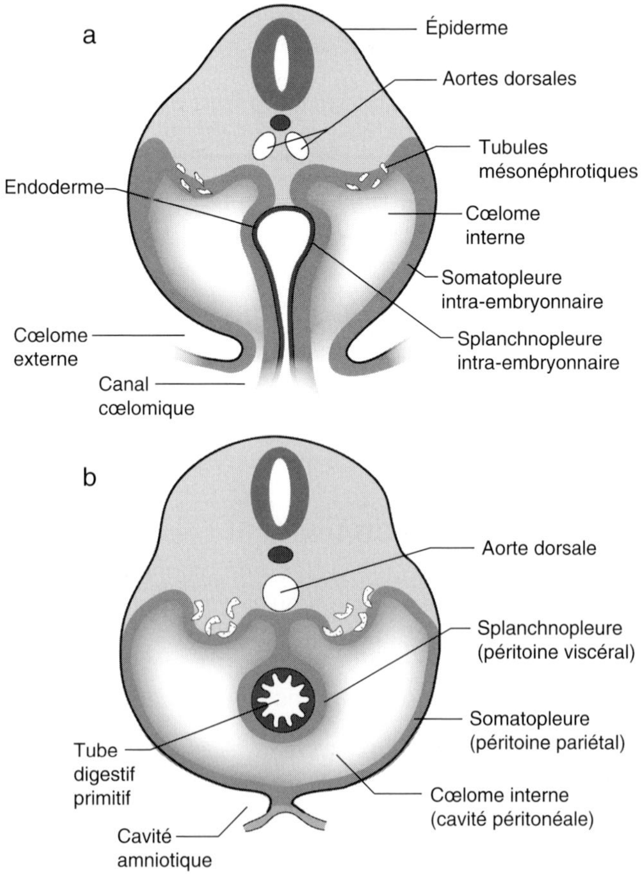

Fig. 1.16.
Devenir du mésoderme latéral. Mise en place des séreuses des cavités cœlomiques.
Coupes transversales passant par : la région ombilicale **(a)** ; la région sous-ombilicale **(b)**.

Plicature céphalocaudale

Le développement privilégié du pôle céphalique contribue à la plicature céphalocaudale de l'embryon, en forme de « C » (fig. 1.17). La croissance de l'encéphale imprime aux structures du pôle céphalique

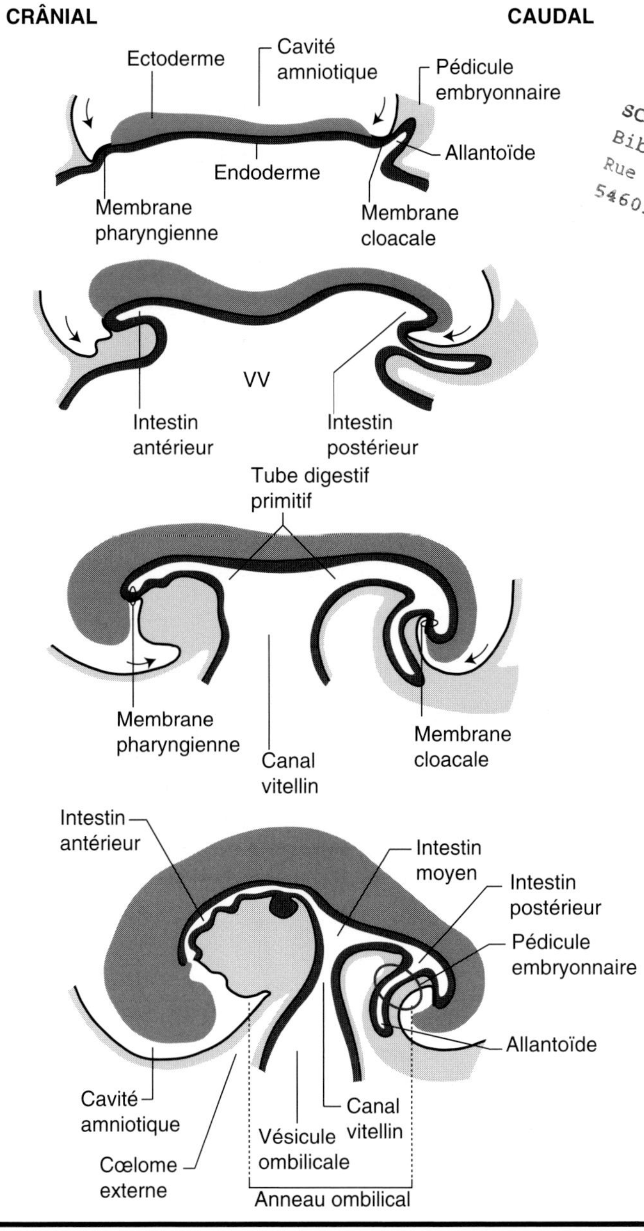

Fig. 1.17.
Délimitation : coupes sagittales.
Les flèches montrent les mouvements de plicature. Noter l'internalisation de la vésicule vitelline (VV), l'étranglement de l'anneau ombilical et les éléments entrant dans la constitution du cordon ombilical.

une rotation de 180° par rapport au point fixe du septum transversum (fig. 1.18). Dès lors, les rapports anatomiques du septum transversum, de l'aire cardiaque, de la membrane pharyngienne et de l'encéphale s'inversent et aboutissent à l'organisation définitive de l'étage sus-diaphragmatique (encéphale-bouche-cœur-diaphragme).

De même, la plicature caudale inverse l'ordre des structures par rapport à la membrane cloacale et amène l'allantoïde en avant du bourgeon caudal. Dès lors, une partie de l'allantoïde s'incorpore au niveau de la partie terminale de l'intestin primitif (cloaque), la partie distale de l'allantoïde restant dans le pédicule embryonnaire.

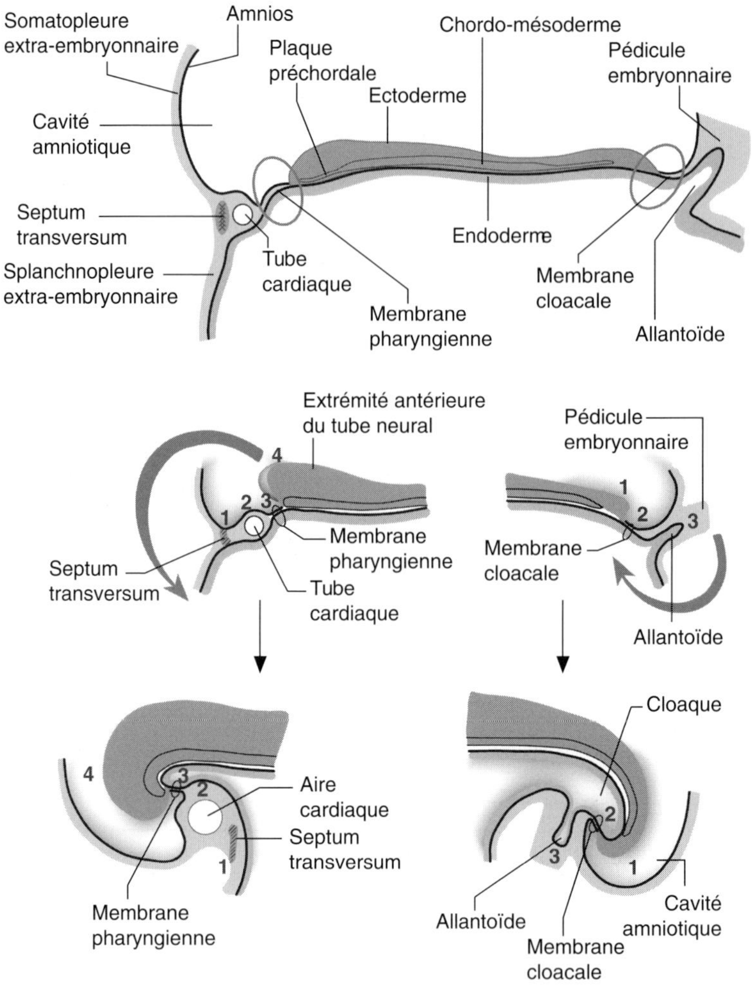

Fig. 1.18.
Délimitation : évolution des extrémités crâniale et caudale lors de la plicature (coupes sagittales).

Formation du cordon ombilical

La croissance de la cavité amniotique réduit le cœlome externe en une cavité virtuelle et permet la formation du cordon ombilical. Le cordon ombilical, revêtu d'amnios, contient l'allantoïde et les vaisseaux ombilicaux (pédicule embryonnaire), le canal vitellin et des reliquats du cœlome externe (fig. 1.19). À la fin de la délimitation, l'embryon peut être comparé à un cylindre centré par l'endoderme et le mésoderme et entouré par l'ectoderme. Il fait saillie dans la cavité amniotique et est relié au placenta par le cordon ombilical.

Du milieu de la 3e semaine à la fin de la 8e semaine, les feuillets primitifs s'engagent dans des voies de différenciation spécifiques, dépendant d'interactions multiples (inductions en cascade), contrôlées par l'expression régionale des gènes du développement (tableau 1.I.).

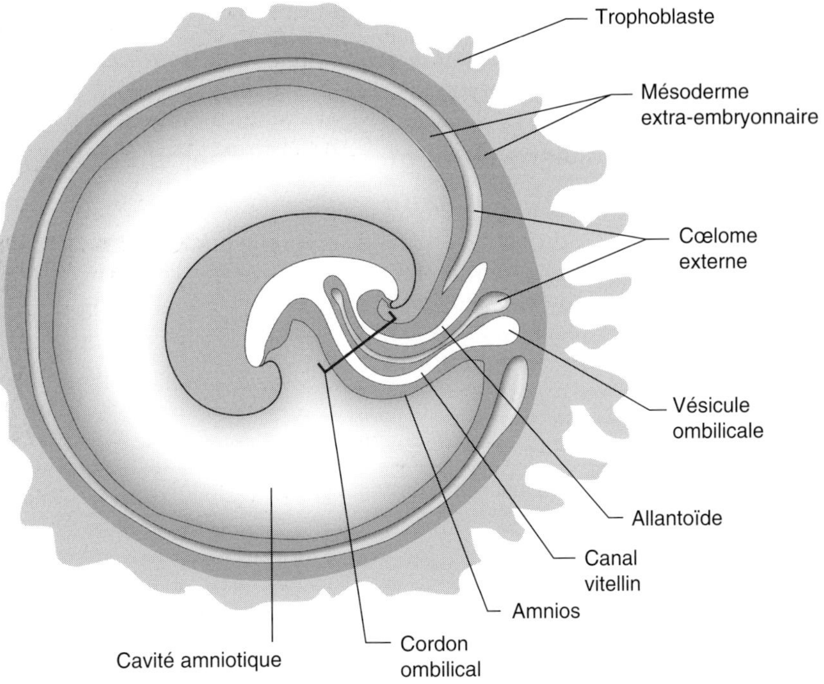

Fig. 1.19.
Formation du cordon ombilical et disparition du cœlome extraembryonnaire : coupe sagittale schématique vers la 8e semaine.

Tableau 1.I. **Principaux dérivés des feuillets embryonnaires.**

Ectoderme	Système nerveux central Système nerveux périphérique Épithélium sensoriel Hypophyse Épiderme, phanères Glandes sous-cutanées Glandes mammaires Émail des dents Médullosurrénale
Mésoderme	Squelette (os, cartilage) Tissu conjonctif Muscles (striés, lisses) Système cardiovasculaire et lymphatique, cellules sanguines Reins, voies urinaires hautes Appareil génital (gonades, voies génitales) Péricarde, plèvre, péritoine Rate Corticosurrénale
Endoderme	Tube digestif (épithélium) Foie, pancréas Appareil respiratoire (épithélium) Oreille moyenne, trompe d'Eustache Thyroïde, parathyroïdes (parenchyme) Thymus, amygdales (parenchyme) Vessie, urètre (épithélium)

Morphogenèse

L'organogenèse s'accompagne de modifications de l'aspect extérieur de l'embryon.

Marqueurs morphologiques du développement embryonnaire

L'aspect extérieur de l'embryon présente des marqueurs précis du développement embryonnaire (neuropores antérieur et postérieur, somites, arcs branchiaux, bourgeons des membres, bourgeons de la face, placodes) qui ont permis la distinction au cours de la période embryonnaire de 23 stades décrits sous le nom de « stades Carnegie » (tableau 1.II, fig. 1.20).

Tableau 1.II. **Stades du développement (Institut Carnegie)**

Semaine	Stade « Carnegie »	Longueur (mm)	Âge (jours)	Principaux événements
1	1		1	Fécondation
	2		2–3	2 à 16 blastomères
	3		4–5	Blastocyste libre
	4		5–6	Début de nidation ; adhésion du blastocyste
2	5	0,1–0,2	7–12	Nidation
	6	0,2	13–15	Villosités choriales ; ligne primitive
3	7	0,4	15–17	Gastrulation ; ligne primitive
	8	1,0–1,5	17–19	Nœud de Hensen ; canal chordal ; canal neurentérique
	9	1,5–3,0	20–21	Plaque neurale 1 à 3 paires de somites
4	10	2,0–3,5	22–23	Embryon rectiligne Neuropores antérieur et postérieur largement ouverts 1 à 2 arcs branchiaux visibles
	11	2,5–4,5	24–25	Embryon incurvé Neuropore antérieur en voie de fermeture Placodes otiques présentes Vésicules optiques formées Résorption de la membrane pharyngienne
	12	3,0–5,0	26–27	Apparition des bourgeons membres supérieurs Neuropore antérieur fermé Neuropore postérieur en voie de fermeture 3 paires d'arcs branchiaux visibles Relief cardiaque distinct

	13	4,0–6,0	28–30	Embryon en « C » Neuropore postérieur fermé Bourgeons des membres supérieurs allongés 4 arcs branchiaux Bourgeons des membres inférieurs ébauchés Vésicules otiques formées Placodes optiques distinctes Appendice caudal présent
5	14	5,0–7,0	31–32	Bourgeons des membres supérieurs en « nageoires » Placodes optiques et olfactives en « fossette », cupules optiques présentes Vésicules télencéphaliques
	15	7,0–9,0	33–36	Palettes des membres supérieurs avec sillons interdigitaux Vésicules cristalliniennes Gouttières nasales Membres inférieurs en « nageoires » Sinus cervical
6	16	8,0–11,0	37–40	Palettes des membres inférieurs Rétine pigmentaire Bourgeons auriculaires
	17	11,0–14,0	41–43	Sillons interdigitaux aux membres supérieurs Début de pavillon de l'oreille Allongement du tronc Vésicules cérébrales proéminentes
7	18	13,0–17,0	44–46	Encoche entre les doigts Mamelon visible Sillons interdigitaux aux membres inférieurs Épaule visible Paupières en formation
	19	16,0–18,0	47–48	Orientation ventrale des membres Le tronc s'allonge Hernie dans le cordon proéminent
8	20	18,0–22,0	49–51	Allongement et flexion des membres supérieurs Doigts distincts avec palmure Encoche entre les orteils Le plexus vasculaire crânien apparaît
	21	22,0–24,0	52–53	Rapprochement des mains et des pieds Doigts distincts et longs Orteils distincts avec palmures
	22	23,0–28,0	54–55	Orteils distincts Paupières Oreilles externes développées
	23	27,0–31,0	56	Caractéristiques humaines du visage Organes génitaux externes indéterminés Régression de l'appendice caudal

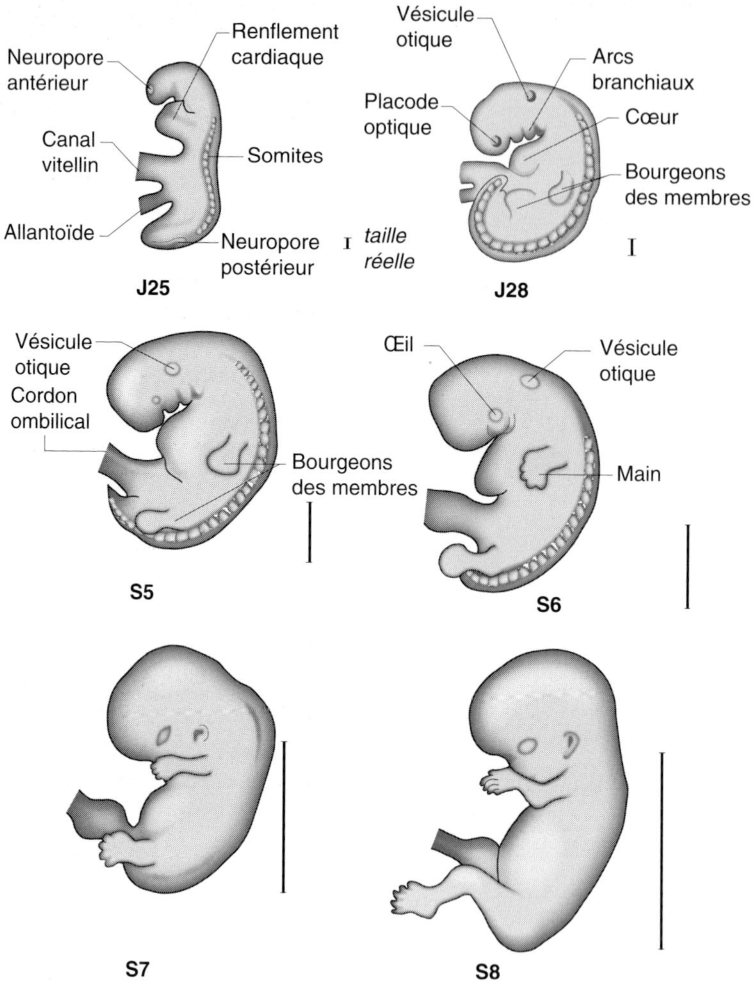

Fig. 1.20.
Modifications de l'aspect extérieur de l'embryon.

Modifications de la période fœtale

L'aspect extérieur du fœtus évolue rapidement. La face devient conforme à l'aspect humain, les organes génitaux externes se différencient et le sexe du fœtus devient identifiable après la 10e semaine. Parallèlement, la croissance fœtale modifie les proportions des segments du corps (tête, tronc, membre). Le fœtus est recouvert d'un fin duvet, le lanugo; sa peau est fine et rougeâtre; il a un aspect ridé en raison de la rareté du pannicule adipeux. Près du terme, la peau est recouverte d'une substance blanchâtre, le vernix caseosa, produite par les glandes sébacées (rôle protecteur). À terme, le périmètre crânien est la plus grande circonférence du corps (importante au moment de l'accouchement).

À RETENIR

▶ Chez les espèces à reproduction sexuée, hormis les jumeaux monozygotes, l'information génétique présente une grande diversité qui fait de chaque individu un être « unique ».

▶ Les gamètes sont des cellules hautement spécialisées qui se distinguent des autres cellules de l'organisme (somatiques) par leurs caractéristiques génétiques (haploïdie et recombinaison génétique) acquises lors de la gamétogenèse.

▶ La gamétogenèse recouvre un ensemble d'étapes biologiques marqué par des phases de multiplication cellulaire, de divisions méiotiques et de maturation. La multiplication cellulaire assure le capital en cellules germinales, la méiose permet l'acquisition de l'haploïdie (réduction de moitié du nombre des chromosomes) et la maturation rend les gamètes aptes à la fécondation.

▶ La fécondation permet le rétablissement de la diploïdie (46 chromosomes), le réassortiment de deux programmes génétiques différents (hérédité biparentale) et le déterminisme sexuel fondé sur le dimorphisme chromosomique (XX ou XY).

▶ Le développement prénatal se caractérise par une succession d'étapes morphologiquement distinctes qui progressent selon un calendrier étalé en moyenne sur 288 jours (38 semaines).

▶ En 1 semaine, l'œuf fécondé (zygote) est transformé en morula puis en blastocyste, doté de deux lignages (populations cellulaires de même origine mais de destinées différentes) : les cellules du bouton embryonnaire et les cellules trophoblastiques (trophectoderme).

▶ Au terme d'une période de vie libre, le blastocyste s'enchâsse dans la muqueuse utérine (implantation) au cours de la 2e semaine.

▶ La gastrulation survient pendant la 3e semaine et assure la formation de trois feuillets primitifs (ectoderme, chordomésoderme, endoderme) qui s'engagent dans des voies de différenciation spécifiques permettant la mise en place d'organes dans des systèmes anatomiques et fonctionnels distincts (organogenèse).

▶ La délimitation transforme, au cours de la 4e semaine, le disque embryonnaire plan en une structure tridimensionnelle, un « cylindre » avec une polarité céphalocaudale et dorsoventrale, ainsi qu'une latéralité droite-gauche.

▶ La morphogenèse permet l'acquisition, au cours des 4 semaines suivantes, des caractéristiques du phénotype humain.

▶ À la fin de la période embryonnaire, en dehors des organes génitaux externes, tous les organes sont en place.

Appareil génital féminin

2

Ovaires
Voies génitales
Organes génitaux externes
Glandes mammaires
Cycle menstruel

L'appareil génital féminin est formé des ovaires et des voies génitales qui assurent l'ovogenèse et la folliculogenèse, la synthèse des hormones stéroïdes féminines (estrogènes et progestérone), la fécondation, la nidation et la gestation. Les organes génitaux externes sont formés des grandes et petites lèvres ainsi que du clitoris. Les glandes mammaires sont des glandes annexes de la peau. Elles se développent lors de la gestation et se maintiennent grâce à la lactation. Ces organes sont des cibles pour les hormones stéroïdes féminines qui ont une activité cyclique de la puberté à la ménopause.

Ovaires

Les ovaires sont des glandes intrapelviennes, reliées par des ligaments à l'utérus, aux trompes et au rétropéritoine (fig. 2.1). Recouverts par un épithélium cubique (épithélium germinatif), les ovaires comportent deux régions. Au centre, la zone médullaire livre passage aux vaisseaux sanguins, lymphatiques et aux nerfs. En périphérie, la zone corticale héberge les follicules ovariens qui contiennent les cellules

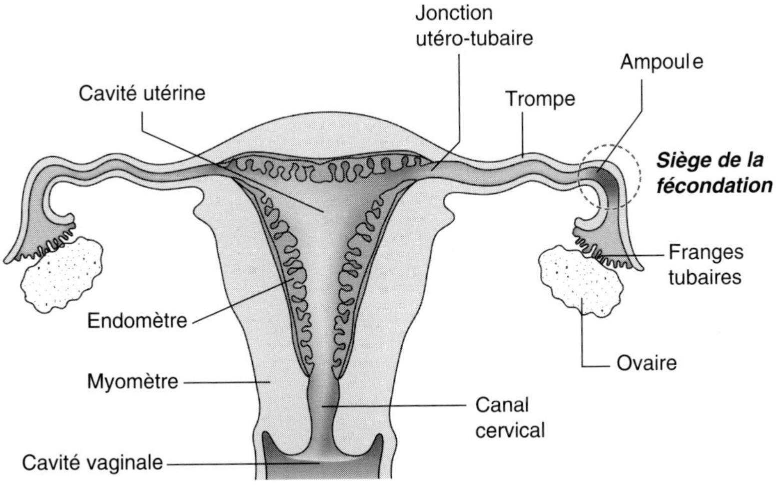

Fig. 2.1.
Voies génitales féminines.

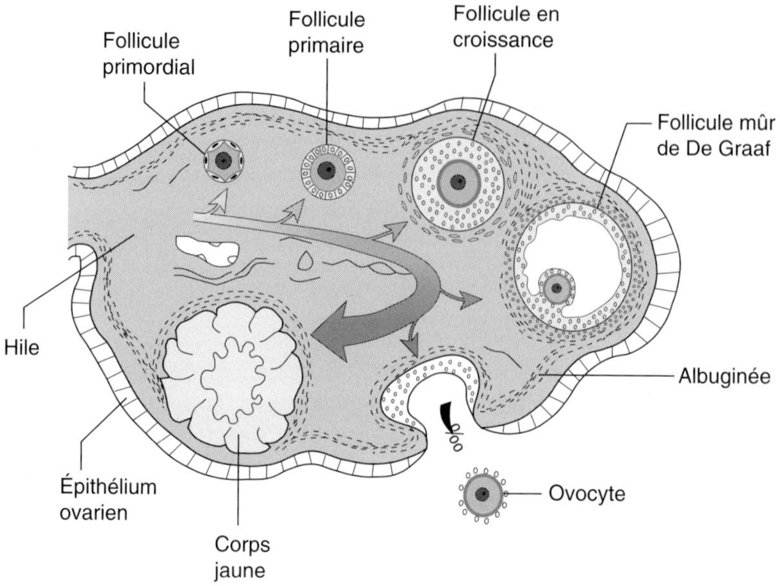

Fig. 2.2.
Ovaire.
Schéma d'une coupe montrant les différents stades de la folliculogenèse.

germinales et synthétisent les hormones stéroïdes (estrogènes, progestérone) [fig. 2.2]. L'ovogenèse et la folliculogenèse sont intimement intriquées et se déroulent selon un calendrier synchronisé. Ces activités débutent avant la naissance, mais font une pause de plusieurs années jusqu'à la puberté pour reprendre selon un rythme cyclique jusqu'à la ménopause. Deux populations cellulaires d'origines embryonnaires différentes interviennent dans l'ovogenèse : les ovogonies (d'origine extragonadique) et les cellules folliculaires (d'origine mésodermique).

Ovogenèse avant la naissance

L'événement capital de la période prénatale est la constitution d'un stock non renouvelable de cellules germinales qui très rapidement s'isolent du reste du stroma ovarien dans les follicules ovariens. L'isolement des cellules germinales coïncide avec le blocage de la méiose I. À partir de la puberté, les méioses reprennent ainsi que la folliculogenèse (voir le chapitre 1) [fig. 2.3].

Constitution du stock d'ovocytes I

Les cellules germinales primordiales (gonocytes) ont une origine extragonadique. Elles apparaissent dans la paroi de la vésicule vitelline au niveau de l'allantoïde à la 3e semaine (voir le chapitre 1). Dès ce stade, les gonocytes se distinguent des autres cellules par leur grande taille et leur grande capacité de migration. Elles colonisent l'ébauche des gonades (crêtes génitales) vers la 5e semaine, où des vagues successives

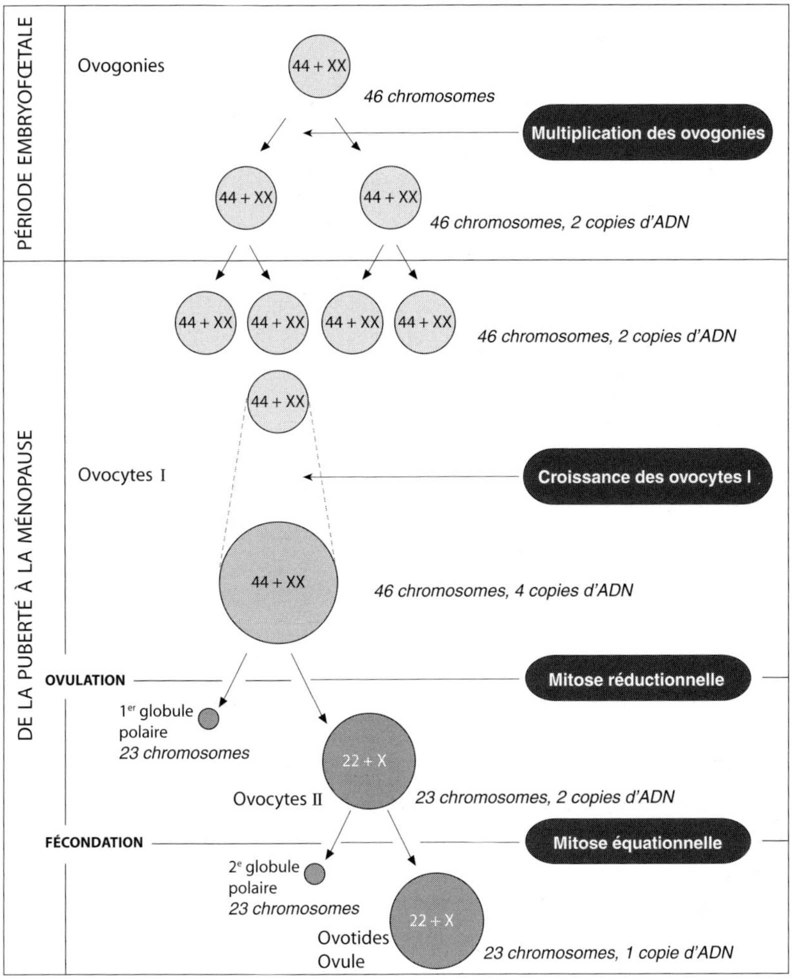

Fig. 2.3.
Calendrier de l'ovogenèse.

de mitoses les transforment en ovogonies (46 chromosomes, 2 copies d'ADN) [voir le chapitre 8]. Les ovogonies quittent le cycle mitotique et se transforment en ovocytes I (diamètre de 20 à 40 μm). Vers la 20e semaine du développement, toutes les cellules germinales sont au stade d'ovocytes I et constituent un stock non renouvelable de plusieurs millions de cellules germinales (5 à 7 millions).

Formation des follicules ovariens

Dans les ovaires, l'ovocyte I établit des interactions avec les cellules folliculaires, une population cellulaire en provenance des crêtes génitales d'origine mésodermique. Les cellules folliculaires entourent l'ovocyte qu'elles isolent du reste du stroma ovarien. L'isolement de l'ovocyte dans le follicule modifie ses rapports avec les autres éléments du stroma ovarien et avec la circulation sanguine.

Le follicule primordial (un ovocyte I entouré par une couche de cellules folliculaires aplaties) est la forme la plus élémentaire des follicules ovariens présents dès la fin de la 12e semaine du développement. Les follicules primordiaux d'un diamètre de 50 μm occupent la partie corticale des ovaires et constituent la forme de réserve des follicules ovariens. Une membrane basale (membrane de Slavjanski) les isole du reste du stroma ovarien. La plupart des follicules ovariens involuent au cours de la vie fœtale par apoptose (mort cellulaire programmée). L'involution des follicules ovariens se poursuit jusqu'à la puberté. Leur nombre, estimé à 1 million au moment de la naissance, se réduit à 400000 au moment de la puberté. Dès le 3e trimestre de la vie fœtale, l'ovocyte I initie la multiplication des cellules folliculaires.

Blocage de la méiose

Dès sa formation, l'ovocyte I débute la phase S de la méiose I et double sa quantité d'ADN (46 chromosomes, 4 copies d'ADN). Mais la méiose I se bloque à la fin de la prophase après l'isolement des ovocytes dans les follicules primordiaux. Le blocage survient au stade diplotène de la prophase I et persiste durant une période plus ou moins longue, jusqu'à l'ovulation, sous l'effet en particulier de l'*oocyte meiosis inhibitor* (OMI), identifié au niveau des cellules de la granulosa. Chez le fœtus humain, mitoses et méioses coexistent jusqu'au 5e mois.

Folliculogenèse de la puberté à la ménopause

Après une période de repos, la mise en place de l'activité de l'axe hypothalamohypophysaire au moment de la puberté relance la méiose et la croissance des follicules ovariens qui aboutissent à l'ovulation. Les interactions ovocyte-cellules folliculaires sont essentielles à la réalisation de ces étapes. Le processus s'éteint à la ménopause.

Reprise de la méiose

C'est la décharge gonadotrope hypophysaire (pic de LH [*luteinizing hormone*]) qui, en provoquant la rupture des jonctions entre la granulosa et le cumulus oophorus, lève l'effet inhibiteur de la granulosa et permet la reprise de la méiose et la maturation des ovocytes I (par activation du *M-phase promoting factor* [MPF]).

La maturation de l'ovocyte I s'effectue au contact des cellules folliculaires. Elle se caractérise par un accroissement de la taille de l'ovocyte (120 μm) et une synthèse massive des transcrits maternels (ARNm) qui seront utilisés dans les premiers jours du développement. En même temps, les granules corticaux se forment à partir des vésicules golgiennes et migrent en périphérie de la cellule.

L'achèvement de la méiose I aboutit à la formation de deux cellules haploïdes (23 chromosomes), mais avec 2 copies d'ADN, de taille inégale. L'ovocyte II, de même taille que l'ovocyte I, reçoit la totalité du cytoplasme de la cellule mère. Le premier globule polaire, réduit à une masse nucléaire, ne reçoit que des traces de matériel cytoplasmique.

L'ovocyte II s'engage immédiatement dans la méiose II, mais le processus se bloque encore sous l'effet d'un facteur cytoplasmique ovocytaire (*cytostatic factor* [CSF]). L'achèvement de la méiose II n'est possible qu'après la fécondation (ou autre stimulation). Il assure l'haploïdie de l'ovule (23 chromosomes), avec une copie d'ADN. L'ovule reçoit la totalité du matériel cytoplasmique. L'émission du deuxième globule polaire signe l'achèvement de la méiose II.

Croissance folliculaire

La croissance folliculaire s'amorce dès la vie fœtale (3e trimestre), avec la multiplication des cellules folliculaires. Néanmoins, la folliculogenèse ne s'installe véritablement qu'au moment de la puberté, après l'apparition des récepteurs à FSH (*follicle stimulating hormone*) et LH au niveau des cellules folliculaires. Selon la taille du follicule et sa maturité, on distingue schématiquement : les follicules primaires, les follicules en croissance (préantraux) et les follicules mûrs (antraux) [fig. 2.4].

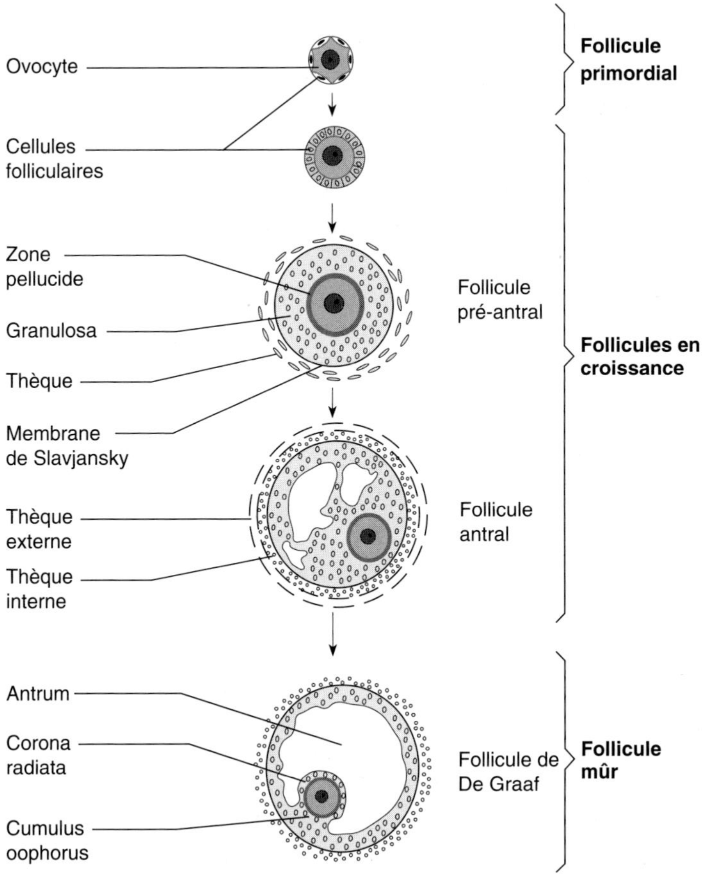

Fig. 2.4.
Différents stades de la folliculogenèse.

Follicule primaire

Le follicule primaire, d'un diamètre de 60 à 80 µm, représente une forme encore immature de follicules ovariens, caractérisée par une seule couche de cellules folliculaires cubiques. Centré par l'ovocyte I, le follicule primaire est isolé du reste du stroma ovarien par la membrane de Slavjanski. À ce stade, le follicule dépourvu de récepteurs hormonaux est sous contrôle de facteurs à activité paracrine, comme l'EGF (*epidermal growth factor*).

Follicule préantral

La multiplication des cellules folliculaires autour de l'ovocyte forme une à plusieurs assises de cellules cubiques (massif de la granulosa). Les cellules folliculaires établissent des jonctions communicantes (*gap junctions*) à la fois entre elles-mêmes et avec l'ovocyte. Ces jonctions permettent le passage dans l'ovocyte de petites molécules utilisées pour la synthèse de macromolécules.

Dans les follicules en croissance, une zone fibrillaire formée de trois types de glycoprotéines sulfatées (ZP1, ZP2, ZP3) se met en place entre la membrane plasmique de l'ovocyte et les cellules de la granulosa (fig. 2.5). Elle constitue la zone pellucide, sorte de matrice extracellulaire semiperméable, sécrétée par l'ovocyte. La zone pellucide respecte les jonctions établies entre les cellules folliculaires et l'ovocyte. Elle joue un rôle indispensable au cours de la fécondation (reconnaissance des spermatozoïdes et réaction acrosomique).

En périphérie de la membrane de Slavjanski, des cellules du stroma ovarien constituent les thèques internes et externes. Les cellules de la thèque interne richement vascularisée communiquent entre elles par des jonctions communicantes.

Le follicule préantral atteint un diamètre de 200 à 400 µm. Les récepteurs à FSH apparaissent à ce stade (au niveau de la granulosa), suivis par les récepteurs à LH (au niveau de la thèque interne). Dès lors, les follicules deviennent aptes à réagir à la stimulation antéhypophysaire gonadotrope.

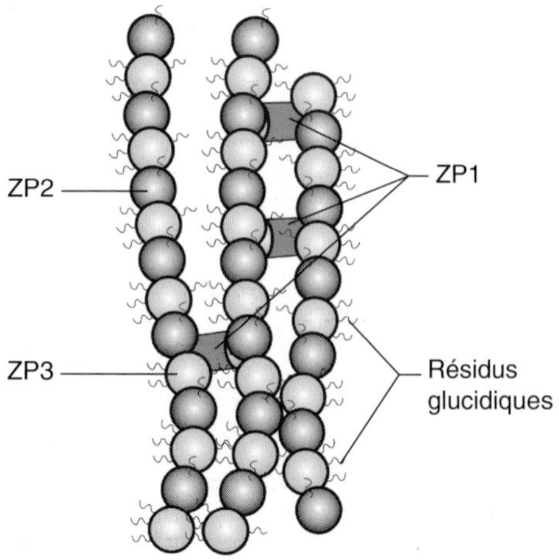

Fig. 2.5.
Structure schématique de la zone pellucide.

Follicule antral

Les sécrétions des cellules folliculaires créent des microcavités dans le massif cellulaire de la granulosa. La confluence des microcavités du follicule préantral constitue l'antrum, qui caractérise le follicule antral. La croissance folliculaire dépend de facteurs de croissance (*vascular endothelial growth factor* [VEGF], angiotensine II, *transforming growth factor* [TGF] α et β, β-*fibroblast growth factor* [β-FGF], *insulin-like growth factor* 2 [IGF2]) qui agissent par effet autoparacrine sur les cellules folliculaires en synergie avec la FSH.

Le follicule de De Graaf est un follicule mûr, ovulatoire (de 20 mm de diamètre), faisant saillie à la surface de l'ovaire. Il est caractérisé par un antrum qui occupe la totalité du follicule. Dans le follicule mûr, l'ovocyte entouré d'une couronne de cellules folliculaires, la corona radiata, fait partie d'un massif cellulaire (cumulus oophorus). Le cumulus oophorus se prolonge avec les cellules folliculaires du mur externe du follicule (fig. 2.4).

C'est au stade de follicule antral que les récepteurs à LH apparaissent au niveau de la granulosa (phénomène FSH-dépendant).

Interactions ovocyte-cellules folliculaires

Dans le follicule, l'ovocyte induit les mitoses des cellules folliculaires grâce à des facteurs de croissance (*growth differentiation factor 9* [GDF9], superfamille des TGFβ) et permet l'individualisation de deux populations cellulaires : cellules du cumulus, constituant l'environnement immédiat de l'ovocyte, et cellules du mur externe.

De leur côté, les cellules folliculaires, stimulées par la FSH, synthétisent les hormones stéroïdes et des facteurs de croissance (FGF, IGF, EGF, TGF, *tumor necrosis factor* [TNF], VEGF) nécessaires à la maturation ovocytaire ainsi qu'à l'évolution du follicule proprement dit. Le VEGF assure la prolifération vasculaire et intervient dans la lutéinisation du follicule. L'ovocyte favorise aussi la stéroïdogenèse par action paracrine.

Ovulation

L'ovulation est l'expulsion d'un ovocyte II fécondable. Elle se produit en réponse à la décharge ovulante de LH, après la rupture du follicule ovulatoire. Au moment de l'ovulation, l'architecture des ovaires est complètement remaniée. Le follicule ovulatoire sous tension fait saillie à la surface de l'ovaire. Son sommet, l'apex, n'est recouvert que par une fine lame de stroma et par l'épithélium ovarien (fig. 2.4). La rupture du follicule se produit au niveau de l'apex par désintégration de la paroi sous l'effet d'enzymes protéolytiques (plasmine activée par des prostaglandines). Le pic de LH entraîne la sécrétion par la granulosa de prostaglandines responsables d'une baisse locale du débit sanguin (ischémie), entraînant la mort des cellules de l'épithélium ovarien. La rupture du follicule et la chute de sa pression hydrostatique provoquent une contraction du follicule. Il y a alors éjection sous pression dans la cavité péritonéale du cumulus oophorus (ovocyte et sa corona radiata) et du liquide folliculaire avec, parfois, un peu de sang (ovulation douloureuse).

Remodelage du follicule rompu en corps jaune

Après la décharge ovulante de LH, l'activation d'une plasmine permet l'accélération des processus de désintégration et l'activation d'une collagénase. La collagénase activée agit au niveau de la granulosa et dissocie les jonctions communicantes (*gap junctions*). Seules les cellules immédiatement au contact de l'ovocyte échappent à l'action de la collagénase et constituent la corona radiata. La collagénase dissocie également la membrane de Slavjanski qui devient perméable aux vaisseaux sanguins et aux cellules endocrines de la thèque interne. De ce remodelage (lutéinisation) résulte une glande endocrine provisoire (corps jaune progestatif) formée des petites et grandes cellules lutéiniques assurant la synthèse des hormones stéroïdes féminines (estradiol, progestérone). La lutéolyse est l'involution du corps jaune et l'arrêt de toute synthèse hormonale qui déclenche la menstruation (les règles). Le corps jaune résiduel forme le corpus albicans.

Voies génitales

Trompes de Fallope

Les trompes de Fallope sont formées de quatre régions : l'infundibulum, l'ampoule, l'isthme et une partie intramurale qui s'ouvre dans la cavité utérine. L'infundibulum est formé des franges tubaires. La paroi de l'ampoule et de l'isthme est constituée de trois tuniques concentriques, une muqueuse, une tunique musculaire et une séreuse en continuité avec le mésosalpinx (fig. 2.6). La muqueuse présente de nombreux replis qui remplissent la lumière des trompes. Elle est constituée d'un axe conjonctif (chorion) recouvert par un épithélium cylindrique simple doté de cellules ciliées et de cellules sécrétrices non ciliées. La ciliogenèse, le rythme des battements ciliaires et les sécrétions cellulaires sont estrogénodépendants. Les cils se développent durant la phase folliculaire (estrogénique) et régressent durant la phase lutéale (progestéronique). La musculeuse est faite de fibres musculaires lisses organisées en une couche circulaire interne et une couche longitudinale externe. À l'ovulation, l'ovocyte entouré de la zone pellucide et du massif cellulaire de la granulosa est capté par les franges tubaires qui balayent en permanence la surface des ovaires. Le courant du liquide péritonéal dans les trompes, le péristaltisme tubaire et les battements ciliaires de l'épithélium tubaire qui sont estrogénodépendants assurent la progression de l'ovocyte vers l'ampoule.

Utérus

L'utérus est formé de deux segments anatomiques, le corps et le col, en continuité avec le vagin. La paroi du corps de l'utérus est constituée de trois tuniques (l'endomètre, le myomètre et l'adventice/séreuse). L'endomètre comporte un épithélium cylindrique simple composé de cellules ciliées et de cellules sécrétrices. L'épithélium repose sur un chorion nommé stroma contenant des glandes tubulaires simples en continuité avec l'épithélium de surface. Le stroma contient les cellules stromales, des fibres de réticulines et de nombreux vaisseaux sanguins

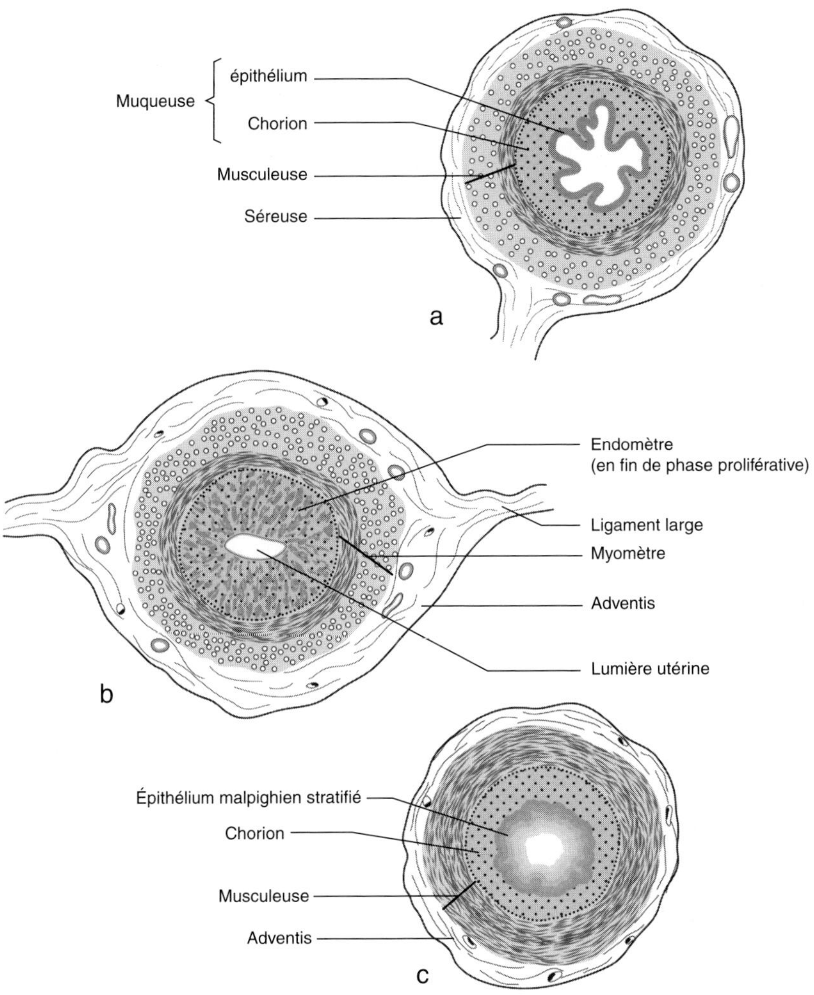

Fig. 2.6.
Structure des voies génitales féminines (coupes transversales).
a. Trompe. **b.** Utérus. **c.** Vagin.

et lymphatiques. Le myomètre est formé de fibres musculaires lisses, organisées en trois couches : une couche circulaire épaisse richement vascularisée est entourée par une couche longitudinale interne et une couche longitudinale externe. Les tuniques de l'utérus sont sujettes à une variation cyclique (cycle utérin). Durant la gestation, les fibres musculaires se multiplient (hyperplasie) et grossissent (hypertrophie). Les contractions musculaires sont inhibées par la relaxine, un peptide produit au niveau des ovaires et du placenta. L'ocytocine secrétée par la neurohypophyse provoque les contractions utérines.

Le col est formé de deux zones, l'endocol et l'exocol. L'endocol est tapissé par un épithélium cylindrique avec de rares cellules ciliées. Le chorion est occupé par de nombreuses glandes tubulaires estrogénodépendantes produisant un mucus abondant au moment de l'ovulation.

La tunique musculaire lisse périphérique est richement vascularisée. Le mucus a un rôle lubrifiant et constitue une barrière antibactérienne. Durant l'ovulation, il se fluidifie et son pH devient alcalin, ce qui favorise la survie des spermatozoïdes et leur passage à travers le col. Après ovulation, le mucus devient épais et visqueux et son pH devient acide, ce qui constitue une barrière à la progression des spermatozoïdes. L'endocol est tapissé par un épithélium cylindrique en continuité avec l'épithélium des cryptes glandulaires du chorion. L'exocol est tapissé par un épithélium pavimenteux stratifié en continuité avec celui du vagin. La zone de jonction entre les deux épithéliums est le site de prédilection des néoplasies intraépithéliales du col.

Vagin

Le vagin est un conduit fibromusculaire formé de trois tuniques : muqueuse, musculeuse (avec deux couches musculaires circulaire interne et longitudinale externe), et adventice (fig. 2.6). La lumière du vagin est tapissée par un épithélium pavimenteux stratifié non kératinisé. Le chorion est riche en fibres élastiques, vaisseaux sanguins et lymphatiques, et cellules lymphoïdes.

Le chorion est dépourvu de glandes. La muqueuse est lubrifiée par les glandes de Bartolin et par les sécrétions endocervicales. L'épithélium vaginal est soumis aux modifications cycliques des estrogènes. Durant la phase estrogénique, les cellules acidiformes prédominent, alors qu'au cours de la phase lutéale les cellules basophiles deviennent prépondérantes, accompagnées de polynucléaires neutrophiles et de lymphocytes.

Organes génitaux externes

Le pubis et les grandes lèvres sont recouverts de peau qui comporte des poils et de nombreuses glandes sébacées et paracrines. Les petites lèvres sont recouvertes par une peau sans poils richement vascularisée avec de nombreuses fibres élastiques et glandes sébacées. La peau des grandes et petites lèvres se pigmente au moment de la puberté.

L'hymen se situe à la limite entre les voies génitales internes et les organes génitaux externes. C'est une membrane fibreuse recouverte sur sa face externe par un épithélium stratifié kératinisé et sur sa face endovaginale par un épithélium stratifié non kératinisé. Le clitoris, équivalent féminin du pénis masculin, est formé de deux corps caverneux faits de tissu érectile, séparés par une cloison (septum), entourés par du tissu conjonctif et recouverts par une peau sans poils ni glandes, richement innervée (innervation sensitive avec nombreux récepteurs).

Glandes mammaires

Les glandes mammaires sont des glandes exocrines annexées à la peau, composées (ramifiées) et lobulées (organisées en lobes et lobules) [fig. 2.7]. La glande est ébauchée au cours de la période embryonnaire. Elle perdure mais reste élémentaire chez les fœtus de sexe féminin alors qu'elle involue en présence de testostérone chez les fœtus de sexe masculin. C'est au moment de la puberté que les glandes mammaires se développent au niveau des seins (mammogenèse), mais elles restent au repos en l'absence de gestation et de lactation.

Glande mammaire au repos

Les seins sont essentiellement formés d'un tissu conjonctif comportant un contingent de cellules adipeuses plus ou moins important. Les mamelons en continuité avec l'aréole sont constitués d'une peau modifiée, riche en glandes sébacées et sudoripares (glandes de Montgomery). Ils renferment des cellules musculaires lisses qui constituent un sphincter circulaire et disposent d'une innervation sensitive et sympathique.

Les glandes mammaires sont constituées d'une portion sécrétrice tubuloalvéolaire (grappes d'acini) connectée à un réseau de canaux excréteurs ramifiés (canaux galactophores). À partir de la puberté, ces structures subissent des variations cycliques sous l'effet des hormones ovariennes (estrogènes et progestérone). La progestérone stimule le développement des acini qui involuent à la fin du cycle. Les estrogènes stimulent les ramifications des canaux et du tissu adipeux.

Glande mammaire en activité

Lors de la gestation, sous l'effet de la progestérone, de l'hormone lactogène placentaire, de la prolactine hypophysaire et de nombreux facteurs de croissance, la portion sécrétrice de la glande se développe et s'organise en 5–10 lobes séparés par un tissu conjonctif en continuité avec le derme papillaire (peau du sein) [fig. 2.7]. Les lobes sont subdivisés en lobules

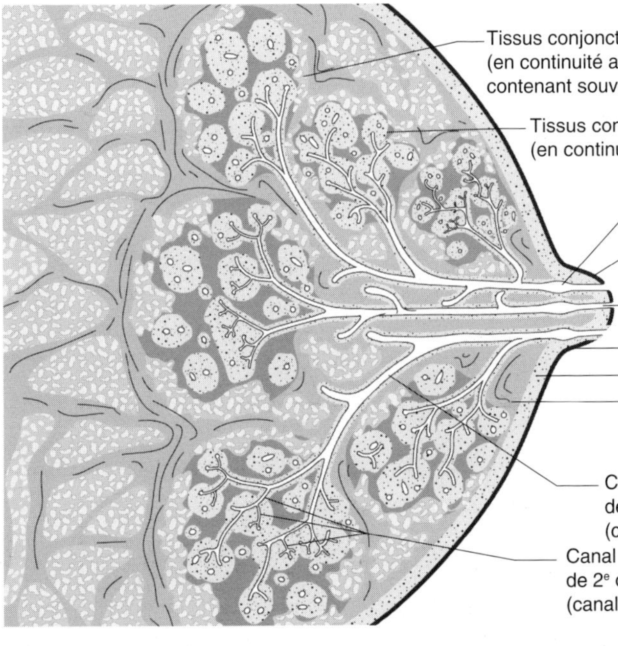

Fig. 2.7.
Structure de la glande mammaire.

(20–40) faits d'une centaine d'acini entourés de tissu conjonctif et de vaisseaux sanguins et lymphatiques. Les acini sont constitués de cellules glandulaires cylindriques riches en réticulum endoplasmique granulaire et en appareil de Golgi. Elles reposent sur une membrane basale avec les cellules myoépithéliales. Ce sont des cellules à forte activité de synthèse riche en grains de sécrétion protéique libérés par exocytose (sécrétion mérocrine) et en gouttelettes lipidiques libérées avec un peu de cytoplasme (sécrétion apocrine) [fig. 2.8]. Les lobules communiquent avec des canaux excréteurs ramifiés intra- et interlobaires s'ouvrant au niveau des mamelons dans les sinus lactifères. Les canaux galactophores sont tapissés par un épithélium cubique simple entouré d'une couche discontinue de cellules myoépithéliales et d'une gaine de tissu conjonctif avec des vaisseaux. À l'arrêt de la lactation, avec l'extinction de la sécrétion de prolactine, l'épithélium glandulaire involue puis disparaît par apoptose, ce qui explique l'absence de lobes et lobules dans la glande mammaire au repos.

Sécrétion lactée

Le lait est un produit de sécrétion biologique spécifique à chaque espèce. Il assure un apport nutritif et en divers facteurs de croissance, et possède des propriétés immunologiques. Il est composé d'eau, de protéines (caséine, lactalbumine, *parathyroide hormone related pro-*

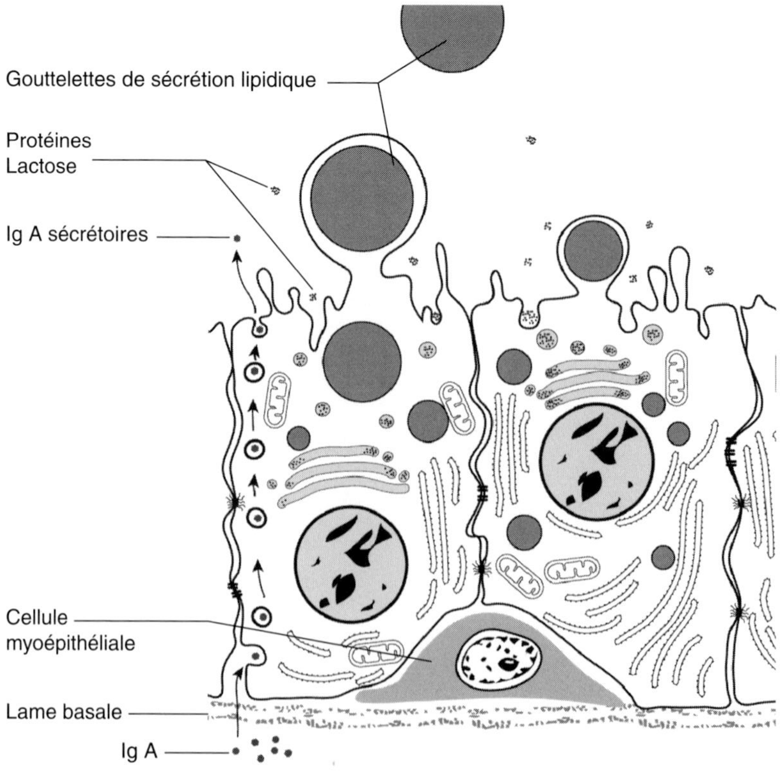

Fig. 2.8.
Schéma de l'ultrastructure des cellules de la glande mammaire en activité.

tein), de lipides (triglycérides, cholestérol), de sucre (lactose). Il contient les immunoglobulines de type A (IgA) sécrétées par les plasmocytes qui, après passage dans les cellules glandulaires, sont excrétées dans le lait. Les IgA contribuent à l'immunité passive du nourrisson. De plus, le lait contient de la lactoferrine, des lysozymes, des oligosaccharides et des mucines qui interviennent dans l'équilibre bactériologique de la flore intestinale du nouveau-né/nourrisson.

Cycle menstruel

Chez la femme, en l'absence d'activité androgénique majeure, l'hypothalamus conserve une activité cyclique qui démarre au moment de la puberté et s'arrête à la ménopause.

À partir de la puberté, l'activité des ovaires se déroule selon un rythme cyclique de 28 jours en moyenne. Le cycle ovarien est divisé en deux phases, préovulatoire et postovulatoire, avec un profil hormonal caractéristique, reflet des différentes étapes de la folliculogenèse (fig. 2.9). En réponse aux variations des hormones stéroïdes ovariennes (estrogènes et progestérone), l'utérus subit une série de modifications qui définissent le cycle utérin, fait d'une succession de trois phases : menstruelle, proliférative et sécrétoire. Les organes génitaux et les glandes mammaires sont également des cibles des hormones ovariennes.

Cycle ovarien

- *La phase préovulatoire* est caractérisée par une synthèse croissante d'estrogènes. Dans les ovaires, deux types de cellules synthétisent les hormones stéroïdes. Ce sont les cellules de la granulosa

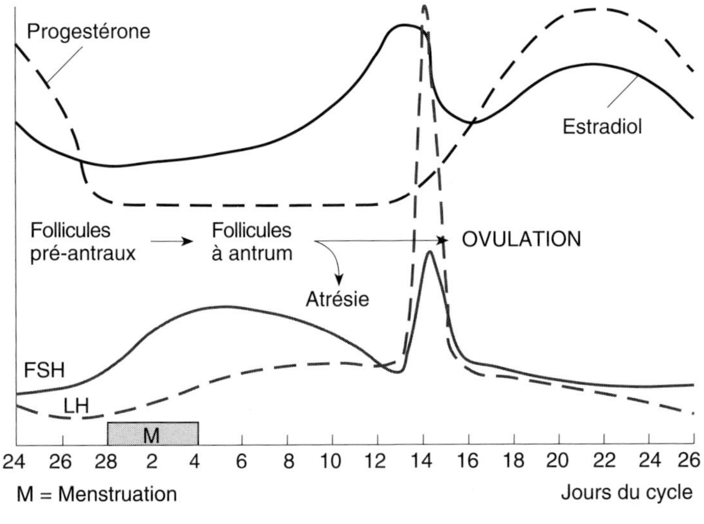

Fig. 2.9.
Hormones du cycle menstruel.
D'après Thibault C, Levasseur MC. La Reproduction chez les mammifères et l'homme. Paris : INRA Ellipses; 1992.

et les cellules de la thèque interne. Les cellules de la thèque interne assurent la conversion du cholestérol en progestérone et en testostérone. Les cellules de la granulosa, incapables d'effectuer cette conversion, importent les androgènes thécaux pour synthétiser les estrogènes. La phase préovulatoire du cycle ovarien correspond à la croissance folliculaire et à une synthèse croissante des estrogènes, sous l'effet stimulant de la FSH. L'estradiol 17β est l'estrogène le plus important, à la fois par son taux de production et par son rôle physiologique. L'estrone représente une petite fraction des estrogènes.

- *La phase postovulatoire* correspond à l'apparition de la progestérone. La seconde partie du cycle ovarien se caractérise par l'apparition du corps jaune et la synthèse de la progestérone en synergie avec les estrogènes. Les cellules lutéiniques du corps jaune sécrètent à la fois des estrogènes et de la progestérone.

Cycle utérin

Durant la période d'activité génitale, des modifications cycliques préparent l'endomètre à une éventuelle implantation (fig. 2.10).

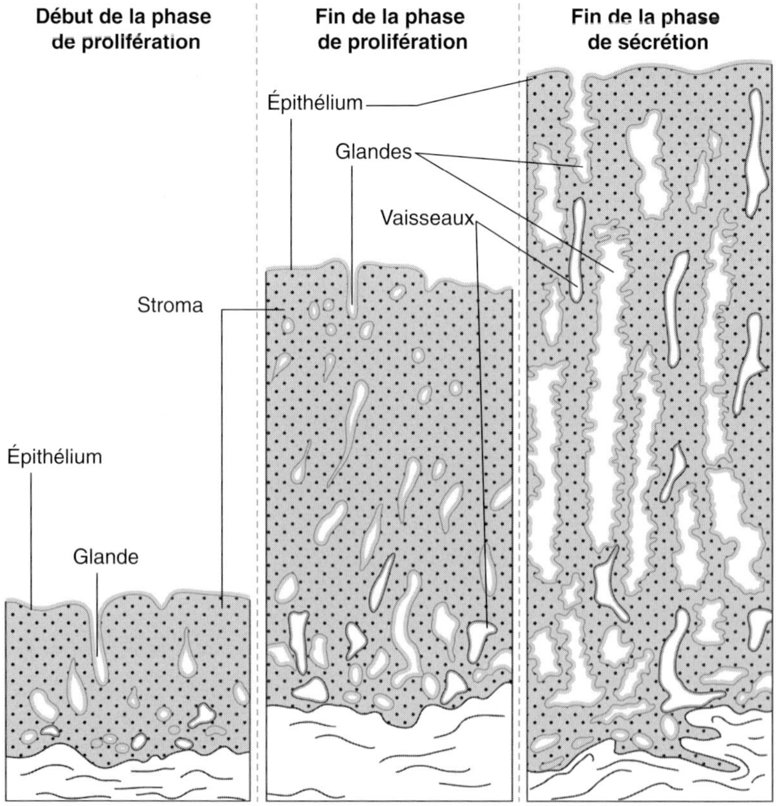

Fig. 2.10.
Modifications cycliques de l'endomètre.

Le cycle menstruel dure en moyenne 28 jours et s'accompagne de modifications de l'endomètre. Le cycle débute par les règles (hémorragie menstruelle) qui éliminent la partie superficielle de l'endomètre. La phase menstruelle (j1 à j3) est suivie de la phase proliférative (j4 à j14), puis de la phase sécrétoire (ou lutéale) [jusqu'à j28]. Les modifications de l'endomètre sont sous l'influence des sécrétions cycliques des hormones stéroïdes (estrogènes, progestérone), de différents facteurs de croissance et d'enzymes.

- *La phase menstruelle* marque le début du cycle. En l'absence d'implantation, la régression du corps jaune provoque une chute hormonale et la survenue des règles, qui durent 1 à 3 jours. L'hémorragie menstruelle élimine la partie superficielle de l'endomètre détruite par nécrose ischémique, due à la constriction des artères spiralées, en réponse à une décharge de prostaglandine (PGF2).
- *La phase proliférative* (folliculaire) est estrogénique. Après la phase menstruelle, l'endomètre se reconstitue à partir de sa couche basale en réponse aux estrogènes sécrétés par les follicules en croissance. Les cellules de l'épithélium et du chorion prolifèrent. À ce stade, les glandes sont encore rectilignes, avec une lumière étroite, et les artères « spiralées » sont peu contournées. À la fin de cette phase, le glycogène apparaît au pôle basal des cellules glandulaires.
- *La phase sécrétoire (lutéale)* succède à l'ovulation. Au cours de la période postovulatoire, l'endomètre atteint son épaisseur maximale sous l'effet de la progestérone produite par le corps jaune. Les glandes, riches en glycogène, croissent, deviennent contournées et leur lumière se dilate. Les artères spiralées deviennent sinueuses et atteignent la surface de l'endomètre. Le chorion est distendu par un œdème (rétention d'eau et d'électrolytes) secondaire à la sécrétion locale de protéoglycanes hydrophiles (héparane sulfate). Sous l'influence de la progestérone, les fibroblastes du chorion superficiel se transforment en cellules pseudodéciduales (cellules de grande taille au cytoplasme clair, riche en glycogène). Cette réaction prédéciduale débute au niveau des artères spiralées (vers j22–j24 du cycle), puis s'étend à toute la surface de l'endomètre en quelques jours. La période de réceptivité maximale de l'endomètre à l'implantation se situe entre j20 et j30 du cycle. En cas de fécondation, l'implantation déclenche la réaction déciduale qui transforme l'endomètre en caduque (ou décidue).

À RETENIR

- L'appareil génital féminin est formé des ovaires, des voies génitales et des organes génitaux externes. Ils permettent l'ovogenèse/folliculogenèse, la synthèse des hormones stéroïdes féminines (estrogène et progestérone), la fécondation et la nidation. Les organes génitaux sont cibles des hormones stéroïdes féminines qui ont une activité cyclique de la puberté à la ménopause.
- Les ovaires hébergent les follicules ovariens qui contiennent les cellules germinales entourées par les cellules folliculaires sécrétrices d'hormones stéroïdes (estrogènes, progestérone).
- L'ovogenèse et la stéroïdogenèse débutent avant la naissance, mais font une pause de plusieurs années jusqu'à la puberté. Elles reprennent à partir de la puberté de manière cyclique et s'arrêtent à la ménopause.
- La paroi des trompes de Fallope est constituée, de dedans en dehors, d'une muqueuse, d'une musculeuse et d'une séreuse en continuité avec le mésosalpinx. La muqueuse est formée d'un axe conjonctif (chorion) recouvert par un épithélium cylindrique simple doté de cellules ciliées et de cellules sécrétrices. La ciliogenèse, le rythme des battements ciliaires et les sécrétions cellulaires sont estrogénodépendants.
- L'endomètre est constitué d'un épithélium cylindrique simple fait de cellules ciliées et sécrétrices. L'épithélium repose sur un chorion (stroma) riche en cellules stromales et glandes tubulaires simples en continuité avec l'épithélium de surface. Le stroma contient des fibres de réticulines et de nombreux vaisseaux sanguins et lymphatiques. Le myomètre est formé de fibres musculaires lisses, organisées en trois couches. Les tuniques de l'utérus sont sujettes à une variation cyclique (cycle utérin).
- Le vagin est un conduit fibromusculaire formé de trois tuniques : muqueuse, musculeuse et adventice. La lumière du vagin est tapissée par un épithélium pavimenteux stratifié non kératinisé. Le chorion est riche en fibres élastiques, vaisseaux sanguins et lymphatiques ainsi qu'en cellules lymphoïdes.
- Le cycle menstruel dure en moyenne 28 jours et s'accompagne de modifications de l'endomètre. Le cycle débute par les règles (hémorragie menstruelle) qui éliminent la partie superficielle de l'endomètre. La phase menstruelle (j1 à j3) est suivie de la phase proliférative (j4 à j14), puis de la phase sécrétoire (ou lutéale) [jusqu'à j28]. Les modifications de l'endomètre sont sous l'influence des sécrétions cycliques des hormones stéroïdes (estrogènes, progestérone), de différents facteurs de croissance et d'enzymes.
- Les glandes mammaires sont des glandes tubuloacineuses qui se développent lors de la gestation et se maintiennent grâce à la lactation.

Appareil génital masculin

3

Testicules
Voies spermatiques
Glandes annexes
Pénis

L'appareil génital masculin permet, de la puberté jusqu'à la mort, la production continue des spermatozoïdes (spermatogenèse), leur nutrition et leur stockage temporaire, la synthèse des hormones mâles (stéroïdogenèse).

Ces activités sont assurées par les testicules, une paire de glandes branchées sur les voies spermatiques qui rejoignent l'urètre pénien. Plusieurs glandes exocrines (vésicules séminales, prostate, glandes bulbo-urétrales de Cowper) sont annexées aux voies spermatiques, et participent à la production du liquide séminal (sperme). Le pénis est l'organe de la copulation. Ces structures sont des tissus cibles des hormones androgènes.

Testicules

Les testicules sont situés en dehors de l'abdomen, dans le scrotum, où règne une température de l'ordre de 34–35 °C, optimale pour le bon déroulement de la spermatogenèse. Les testicules sont entourés d'une capsule conjonctive (albuginée) [fig. 3.1]. L'albuginée cloisonne le testicule en 250–300 lobules. Les lobules contiennent 1–3 tubes séminifères, des tubules de 80 cm de long et de 150 μm de diamètre, contournés et repliés en forme de « U ». Les deux extrémités des tubes séminifères forment les tubes droits qui marquent le début des voies spermatiques. Les tubes droits convergent vers le hile du testicule où ils constituent le réseau du rete testis dans un épaississement de l'albuginée. L'espace entre les tubes séminifères (interstitium) est occupé par des vaisseaux sanguins et lymphatiques et des îlots de cellules interstitielles de Leydig, qui assurent l'activité endocrine des testicules.

Les tubes séminifères sont le siège de la spermatogenèse. Leur paroi (épithélium séminifère ou séminal) est formée de cellules germinales (lignée spermatique) et de cellules somatiques (cellules de Sertoli). Cette dualité cellulaire est indispensable au bon déroulement de la spermatogenèse qui se fait en dehors de tout contact avec le sang (barrière sang/spermatozoïdes).

Dualité cellulaire de l'épithélium séminifère

L'épithélium séminal est formé par deux lignées cellulaires distinctes, les cellules somatiques de Sertoli et les cellules germinales (fig. 3.2). Il repose sur une membrane basale, entourée d'une gaine de tissu conjonctif. En dehors de fibres de collagènes et de fibroblastes, le tissu conjonctif

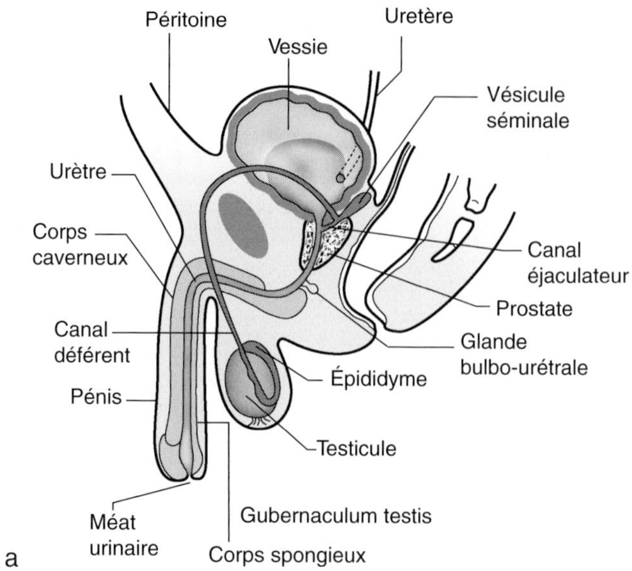

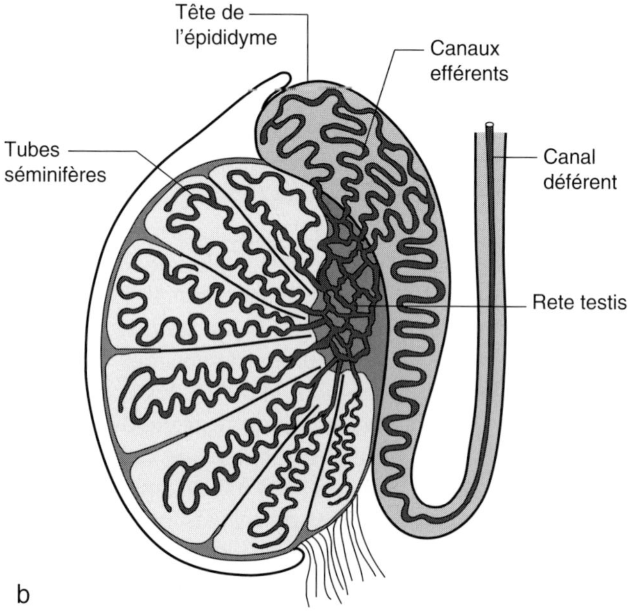

Fig. 3.1.
Voies génitales masculines.

contient des cellules myoïdes, contractiles et des vaisseaux sanguins et lymphatiques. Les cellules de l'épithélium séminal sont agencées sur plusieurs couches à la manière d'un épithélium stratifié. Toutefois, elles se distinguent de ce type d'épithélium par leur dynamique. Alors que les cellules de Sertoli sont postmitotiques et immobiles, les cellules germinales sont en perpétuelle division cellulaire (mitose, méiose) et en déplacement le long des cellules de Sertoli (fig. 3.3).

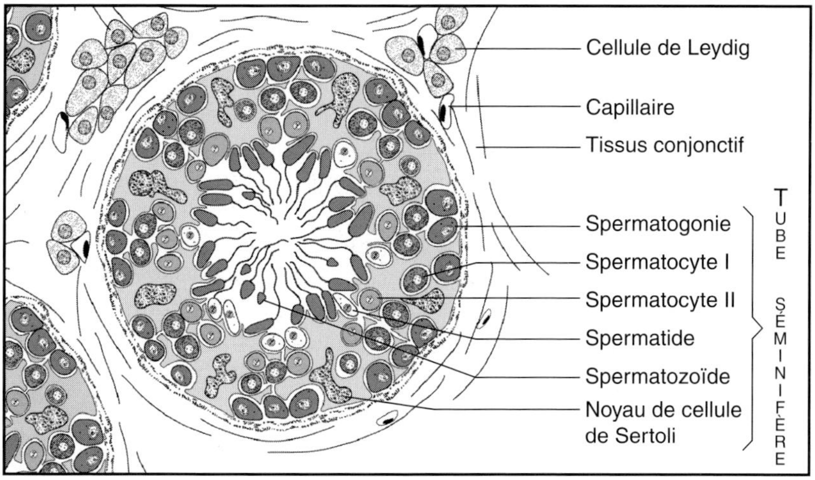

Fig. 3.2.
Structure du tube séminifère.

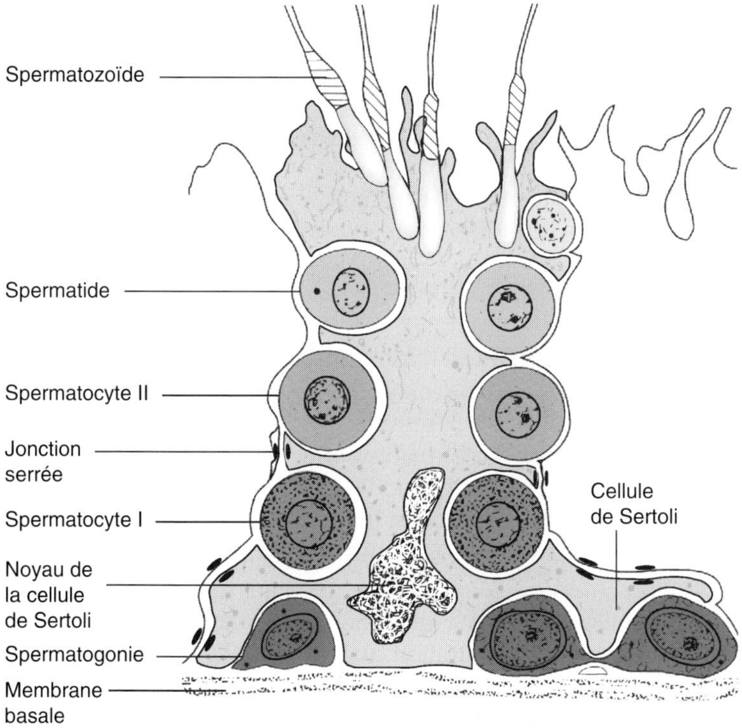

Fig. 3.3.
Épithélium séminal.
D'après Dadoune JP. Histologie. Paris : Flammarion Médecine-Sciences ; 1990.

Cellules de Sertoli

Les cellules de Sertoli sont les cellules constitutives de l'épithélium séminal. Avant la puberté, elles sont majoritaires, alors qu'après la puberté elles ne représentent que 10 % de la population cellulaire, à cause de la prolifération des cellules germinales. Les cellules de Sertoli, de forme cylindrique, s'étirent sur toute la hauteur de la paroi des tubes séminifères, de la membrane basale jusqu'à la lumière. Elles sont reliées entre elles par des jonctions serrées basolatérales. La membrane plasmique des cellules de Sertoli présente des dépressions (cryptes) où viennent s'encastrer les cellules germinales. Cette proximité permet un contact cellulaire direct entre les cellules de Sertoli et les cellules germinales (spermatogonies dans la région basale, spermatocytes et spermatides précoces dans la région latérale, spermatides tardifs dans la région apicale). Le noyau des cellules de Sertoli est indenté avec un gros nucléole, associé à une petite masse d'hétérochromatine accessoire. Leur cytoplasme contient un réticulum endoplasmique lisse et granulaire abondant, des mitochondries, lysosomes, particules lipidiques, appareil de Golgi et un cytosquelette riche en vimentine, actine et microtubules. Les cellules de Sertoli sont indispensables à la spermatogenèse. Elles servent de cellules nourricières aux cellules germinales. Contrairement aux cellules germinales, les cellules de Sertoli possèdent des récepteurs à la FSH (*follicle stimulating hormone*) et à la testostérone. Les cellules de Sertoli contrôlent les différentes étapes de la spermatogenèse en tant que modulateur des mitoses et de la méiose. Elles protègent les cellules germinales de l'apoptose et phagocytent les cellules mortes et les débris cellulaires. Les cellules de Sertoli agissent par l'intermédiaire de protéines spécifiques qu'elles synthétisent comme le SCF (*stem cell factor* : facteur de migration des gonocytes), l'activine A (modulateur de méiose), l'hormone antimullérienne (facteur de régression des canaux de Müller), l'inhibine (rétrocontrôle de la FSH), l'ABP (*androgen binding protein* : transport des androgènes). Les cellules de Sertoli synthétisent aussi des facteurs de croissance (de type IGF [*insulin-like growth factor*]).

Cellules germinales

Les premières cellules germinales sont d'origine extragonadique. Elles apparaissent chez le fœtus vers la 5e semaine dans la paroi de la vésicule vitelline. Après migration le long du mésentère dorsal, elles colonisent l'ébauche des gonades où elles forment les gonocytes (préspermatogonies), une population de cellules diploïdes qui restent quiescentes jusqu'à la puberté.

La spermatogenèse se déroule de manière continue de la puberté à la mort et dure 74 jours. Elle assure la formation de générations successives de cellules germinales aprés des étapes de multiplication cellulaire, de méiose et de maturation [voir le chapitre 1].

Spermatogonies

Les spermatogonies descendent des préspermatogonies, cellules germinales souches. Les spermatogonies sont situées en profondeur de l'épithélium séminal, sous les cellules de Sertoli, au contact direct de la membrane basale, en dehors de la barrière sang/spermatozoïde (fig. 3.3). Les spermatogonies abordent les différentes étapes de la spermatogenèse par vagues successives. Plusieurs cycles de mitoses assurent leur multiplication et la formation de deux types de spermatogonies. Le type A constitue le stock de spermatogonies et le type B s'engage dans le processus centripète de la spermatogenèse. Cette cellule quitte alors la membrane basale, entre dans une phase active de division cellulaire et donne les spermatocytes I, qui restent reliés par des ponts cytoplasmiques et évoluent en lignées synchrones. Les cellules souches quiescentes sont très résistantes aux radiations ou aux traitements anticancéreux, alors que les cellules engagées dans la spermatogenèse (spermatogonies, spermatocytes, spermatides) sont très sensibles et facilement détruites. Après agression, les gonocytes peuvent rétablir la spermatogenèse.

Spermatocytes I

Les spermatocytes I, cellules diploïdes (46 chromosomes, 2 copies d'ADN), entrent en phase S et doublent leur capital d'ADN (46 chromosomes, 4 copies d'ADN). Ces cellules s'engagent rapidement dans la première division cytoplasmique de la méiose (méiose I, ou division réductionnelle) et donnent les spermatocytes II (23 chromosomes, 2 copies d'ADN) [voir le chapitre 1]. L'appariement et la recombinaison des chromosomes homologues s'effectuent à ce stade. Les chromosomes X et Y s'apparient par leurs régions pseudo-autosomiques. L'absence de synapsis entre X et Y au cours de la méiose I entrave la méiose. Sur une coupe de testicule, les spermatocytes I sont les cellules les plus nombreuses en raison de la longue durée de la méiose I.

Spermatocytes II

Issus de la première division de la méiose, les spermatocytes II reçoivent 23 chromosomes dupliqués (2 copies d'ADN, quantité égale à celle d'une cellule diploïde au repos). Les spermatocytes II abordent immédiatement, sans nouvelle réplication d'ADN, la deuxième division de la méiose et donnent naissance aux spermatides (23 chromosomes, 1 copie d'ADN). À cause de la rapidité de la méiose II, les spermatocytes II sont rarement identifiables sur les coupes de tubes séminifères.

Spermatides

Les spermatides possèdent un lot haploïde de chromosomes recombinés (23 chromosomes et une copie d'ADN). Ces cellules ne se divisent plus, mais se transforment en spermatozoïdes (spermiogenèse). La spermiogenèse se déroule au contact de la partie luminale des cellules de Sertoli. Elle se caractérise par la condensation et l'allongement du noyau, la formation de l'acrosome (à partir des vésicules golgiennes) et sa polarisation en position apicale, l'individualisation de la pièce intermédiaire et l'assemblage en spirale des mitochondries, la mise en place du flagelle et l'élimination des résidus cytoplasmiques (fig. 3.4). Le flagelle se développe à partir du centriole distal de la spermatide. Le centriole proximal et la matrice péricentriolaire donnent la pièce intermédiaire située entre la tête et la queue du spermatozoïde. Deux types de spermatides peuvent être identifiés selon leur stade de développement : la forme précoce ronde, située en profondeur, et la forme tardive allongée, située

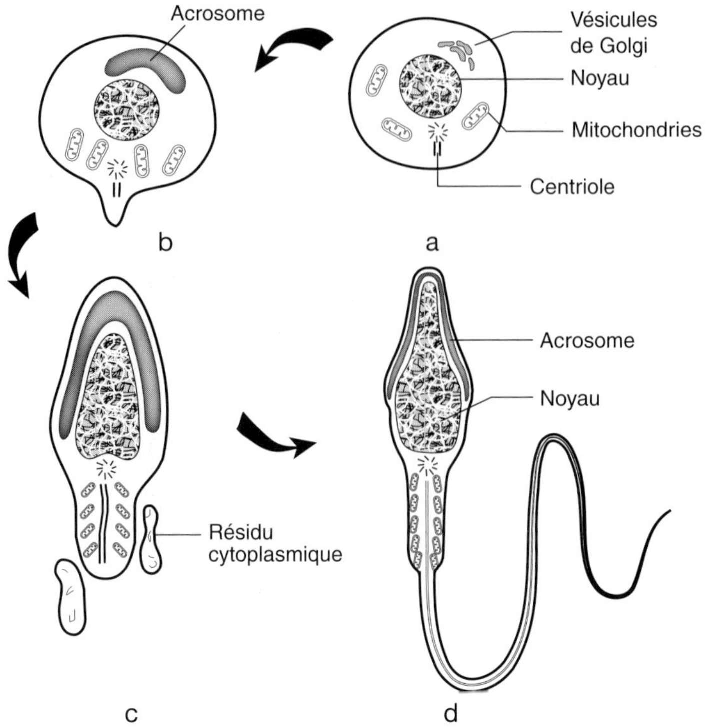

Fig. 3.4.
Étapes de la spermiogenèse.
a. Spermatide. **b,c,d.** Condensation du noyau, mise en place de l'acrosome, de la pièce intermédiaire et du flagelle.

dans les cryptes apicales des cellules de Sertoli. Les spermatozoïdes sont libérés dans la lumière des tubes séminifères grâce aux contractions de leur cytosquelette (spermiation).

Spermatozoïdes

Les spermatozoïdes sont des cellules haploïdes (23 chromosomes et une copie d'ADN). Au cours de la méiose masculine, la ségrégation des chromosomes sexuels XY aboutit à la formation de deux populations différentes de spermatozoïdes. Les spermatozoïdes porteurs du chromosome Y sont plus légers et plus rapides et, a priori, plus fécondants que les spermatozoïdes porteurs du chromosome X. Ces différences pourraient permettre la sélection in vitro des spermatozoïdes.

Le spermatozoïde est formé de trois segments : la tête, la pièce intermédiaire et le flagelle (fig. 3.5). La tête contient le noyau condensé, surmonté de l'acrosome, une vésicule golgienne qui renferme les enzymes hydrolytiques nécessaires à la fécondation. L'acrosome est relié à la membrane nucléaire par l'acroplaxome, une plaque riche en F-actine et en cytokératine 5. Sa mise en place se fait en quatre étapes, permettant le passage de l'étape vésicule golgienne (phase Golgi) à la phase de maturation (phase acrosome). La pièce intermédiaire, faite

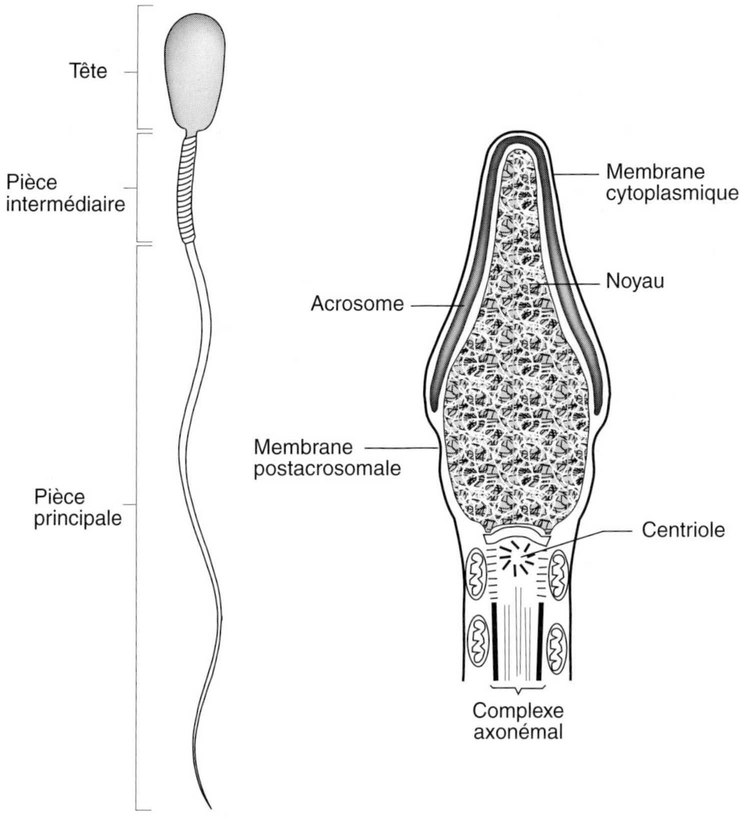

Fig. 3.5.
Caractéristiques morphologiques d'un spermatozoïde.

d'un manchon mitochondrial, relie la tête du spermatozoïde au flagelle. Le flagelle, ou pièce principale, est constitué du complexe axonémal (« 9 + 2 » doublets de microtubules), entouré des fibres denses et d'une gaine fibreuse externe. Un anneau riche en septine 4 marque la jonction entre la pièce intermédiaire et le flagelle. Le flagelle assure la mobilité des spermatozoïdes grâce à l'activité ATPasique des bras de dynéine du complexe axonémal. Les mitochondries de la pièce intermédiaire fournissent l'énergie nécessaire à cette mobilité.

Barrière sang/spermatozoïdes

La spermatogenèse se déroule sans contact avec la circulation sanguine, donc à l'écart du système immunitaire. La barrière sang-spermatozoïdes est constituée par les cellules de Sertoli qui s'interposent entre les cellules germinales (à l'exception des spermatogonies), la membrane basale et les capillaires sous-jacents. Cette barrière isole les antigènes de surface des cellules germinales du système immunitaire. Une effraction de la barrière peut conduire à une immunisation du sujet contre ses propres spermatozoïdes et à la fabrication d'anticorps antispermatozoïdes (cause d'infertilité ou d'hypofertilité).

Liquide séminal

Dès leur formation, les spermatozoïdes tombent immobiles dans la lumière des tubes séminifères et se mélangent avec le liquide intraluminal secrété par les cellules de Sertoli. Grâce aux contractions des cellules myoïdes périphériques des tubes séminifères, le liquide testiculaire véhicule les spermatozoïdes vers les voies spermatiques. Les spermatozoïdes sont stockés dans la queue de l'épididyme dans le liquide épididymaire, où ils peuvent survivre environ 3 semaines. L'éjaculation libère près de 300 millions de spermatozoïdes en suspension dans 2 à 6 mL de liquide séminal (*éjaculat*) [tableau 3.I]. L'éjaculat est constitué pour les trois quarts de sécrétions des glandes annexes : vésicules séminales, prostate, glandes bulbo-urétrales (de Cowper), glande urétrale (de Littré).

Fonction endocrine des testicules

La fonction endocrine des testicules est assurée par les cellules interstitielles de Leydig. Elles sont situées dans l'espace interstitiel des tubes séminifères, au contact des capillaires sinusoïdes et des vaisseaux lymphatiques. Comme la plupart des cellules productrices de stéroïdes, elles sont riches en gouttelettes lipidiques, en mitochondries d'un type particulier (avec des crêtes tubulaires) et en réticulum endoplasmique lisse.

À partir de la puberté, les cellules de Leydig synthétisent de la testostérone qui est convertie en dihydrotestostérone (DHT) par l'enzyme 5α-réductase. La testostérone et son dérivé la DHT sont les principales hormones stéroïdes masculines qui confèrent les caractères sexuels primaires et secondaires. La quasi-totalité (95 %) de la testostérone sanguine est produite par les testicules. Une part infime de testostérone est secrétée par les glandes surrénales. La testostérone est transformée dans le tissu adipeux en estrogènes.

Tableau 3.I. **Caractéristiques biologiques du sperme humain normal.**

Volume de l'éjaculat	2 à 6 mL
pH du sperme	7,2 à 7,8
Viscosité du sperme	Liquéfaction complète 1 heure après l'éjaculation
Nombre de spermatozoïdes	40 à 250 millions/mL
Mobilité des spermatozoïdes	≥ 40 % de spermatozoïdes mobiles 2 heures après l'éjaculation
Vitalité des spermatozoïdes	≥ 70 % de spermatozoïdes vivants 2 heures après l'éjaculation
Morphologie des spermatozoïdes	≥ 30 % de spermatozoïdes normaux
IAM*	≈ 1,60

* Index d'anomalies multiples : rapport du nombre total d'anomalies recensées sur le nombre total de spermatozoïdes anormaux.

En réponse à la stimulation adénohypophysaire, les gonades synthétisent à partir du cholestérol (véhiculé par les lipoprotéines de basse densité LDL [*low density lipoproteins*]) la testostérone. Dans le plasma, les androgènes sont liés à une protéine vectrice, l'ABP. Les stéroïdes sont des hormones à action nucléaire. Leurs récepteurs sont des protéines intracytoplasmiques (récepteurs cytosoliques) ; après reconnaissance de l'hormone, le complexe est transloqué dans le noyau où il se lie à l'ADN, déclenchant la transcription de gènes spécifiques.

Chez les individus de sexe masculin, la testostérone est libérée en grande quantité dans la période périnatale. Cette imprégnation androgénique massive entraîne une « masculinisation » du cerveau et de l'hypothalamus du nouveau-né. Durant l'enfance, la synthèse d'androgène chute et plonge l'hypothalamus dans une période de latence qui dure jusqu'à la puberté. À partir de ce stade, une activité continue « tonique » s'installe. La LH (*luteinizing hormone*) favorise la production de testostérone en stimulant les cellules interstitielles (de Leydig). La FSH initie la réplication d'ADN au cours des mitoses et de la méiose. En synergie avec la testostérone, la FSH stimule l'activité paracrine des cellules de Sertoli (synthèse d'ABP et d'inhibine). L'inhibine exerce un rétrocontrôle négatif sur la sécrétion de FSH, tandis que la testostérone freine la LH.

Voies spermatiques

Les voies spermatiques assurent le transfert, la nutrition, la maturation et le stockage des spermatozoïdes. Elles sont d'abord intratesticulaires, formées par les tubes droits et le rete testis. Puis elles quittent les testicules en traversant l'albuginée et donnent les canaux efférents, l'épididyme, le déférent qui, après un long parcours intrapelvien, s'abouche dans l'urètre. Tout au long de son transfert dans les voies spermatiques, le sperme subit des modifications importantes grâce aux échanges avec les cellules épithéliales, dont la forme et les fonctions évoluent le long des voies spermatiques. La progression du sperme dans les voies spermatiques est passive, assurée par le péristaltisme ambiant.

Voies intratesticulaires

Les tubes séminifères, très contournés, s'ouvrent dans des canaux rectilignes (tubes droits) qui convergent vers un réseau de canaux anastomotiques (rete testis) [fig. 3.1]. Les tubes droits comme les canaux du rete sont bordés par un épithélium cubique simple avec des jonctions apicales. En dehors des jonctions intercellulaires qui sont apicales, la morphologie de ces cellules épithéliales rappelle celle des cellules de Sertoli. Elles disposent de microvillosités apicales et occasionnellement de quelques cils. Au niveau des canaux du rete, l'épithélium s'entoure d'une couche de tissu conjonctif contenant des cellules myoïdes contractiles, des vaisseaux sanguins et lymphatiques ainsi que quelques îlots de cellules de Leydig.

Voies extratesticulaires

Les voies spermatiques extratesticulaires acquièrent une organisation plus élaborée où l'on peut distinguer des tuniques concentriques, de dedans en dehors : une muqueuse (épithélium reposant sur un chorion conjonctif), une gaine musculaire lisse à l'origine des mouvements de péristaltisme et une gaine conjonctive périphérique. Les canaux efférents marquent le début des voies spermatiques extratesticulaires, en continuité avec l'épididyme, le déférent, le canal éjaculateur et l'urètre.

Canaux efférents

Les canaux efférents, situés au niveau de la tête de l'épididyme, ont une lumière festonnée bordée par un épithélium cylindrique simple avec deux types de cellules : les cellules principales, dotées de microvillosités apicales, et les cellules ciliées. Les microvillosités ont un rôle dans la réabsorption du liquide séminal et les cellules ciliées contribuent au transport des spermatozoïdes encore immobiles vers l'épididyme. Une fine couche musculaire lisse circulaire interne entoure l'épithélium et sa membrane basale.

Épididyme

L'épididyme est un tube contourné de 4–6 cm de long, formé de trois segments (tête, corps, queue). La paroi de l'épididyme est tapissée par un épithélium pseudostratifié cylindrique fait de deux types de cellules : des cellules principales, dotées au niveau de leur pôle apical de stéréocils (bouquets de microvillosités allongées), avec un appareil de Golgi développé, des lysosomes et de nombreuses vésicules ; des cellules basales pyramidales, probables précurseurs des cellules principales, au contact de la membrane basale (fig. 3.6). Il existe un important contingent intraépithélial de lymphocytes qui pourraient participer à la barrière immunologique de l'épididyme. L'épithélium repose sur une membrane basale. Son épaisseur varie selon les différents segments de l'épididyme. Il est haut au niveau de la tête et s'amincit au niveau de la queue.

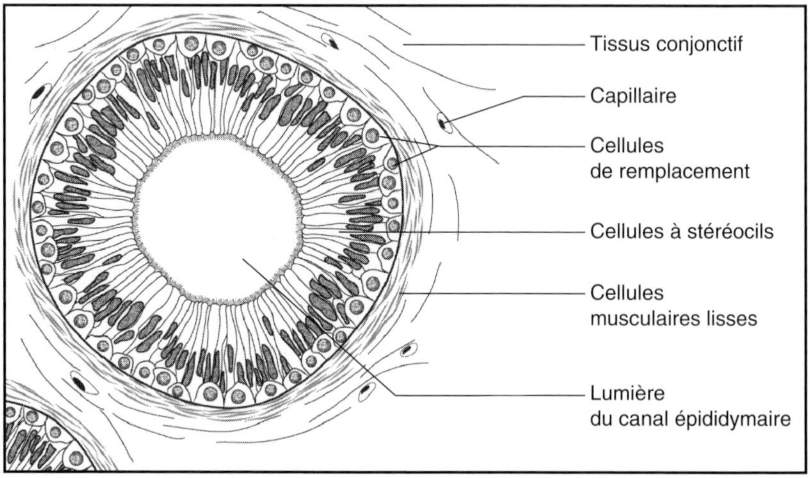

Fig. 3.6.
Structure de l'épididyme.

Ainsi, la lumière s'élargit au niveau de la queue. Le tube est entouré par une tunique musculaire lisse dotée de mouvements péristaltiques. La tunique musculaire lisse est faite d'une couche circulaire interne qui se double d'une couche longitudinale externe à partir du corps et s'épaissit au niveau de la queue.

Les spermatozoïdes, à leur sortie des tubes séminifères, ne sont pas mobiles. Leur transport se fait de façon passive grâce aux mouvements péristaltiques des voies spermatiques et à l'intervention des cellules ciliées présentes au niveau de l'épithélium des canaux efférents. L'acquisition de mobilité des spermatozoïdes s'obtient en 2–12 jours, après la traversée du corps de l'épididyme. Les spermatozoïdes sont stockés jusqu'à éjaculation au niveau de la queue de l'épididyme. Le passage des spermatozoïdes dans l'épididyme permet de plus la condensation et la stabilisation de la chromatine, la modification des charges de la membrane plasmique et l'acquisition de nouvelles protéines de surface. La modification des charges de la membrane plasmique stabilise la membrane plasmique et réprime le pouvoir fécondant des spermatozoïdes, ce qui bloque une réaction acrosomique prématurée au niveau des voies génitales masculines. Le pouvoir fécondant des spermatozoïdes sera rétabli après passage dans les voies génitales féminines (capacitation). L'acquisition de nouvelles protéines membranaires (PH20, P34H) met en place le couple ligand/récepteur support de la reconnaissance de la zone pellucide lors de la fécondation.

Déférent

Le canal déférent, long de 45 cm, est un tube avec une lumière fine, bordée par trois tuniques, de dedans en dehors : une muqueuse faite d'un épithélium pseudostratifié avec des cellules cylindriques dotées de stéréocils, reposant sur un tissu conjonctif (chorion) riche en fibres élastiques ; une tunique musculaire lisse faite de couches interne et externe longitudinales et d'une couche intermédiaire circulaire ; une gaine périphérique de tissu conjonctif lâche avec des cellules adipeuses (fig. 3.7). Les déférents pénètrent la prostate et s'ouvrent par une ampoule large dans le canal éjaculateur. Les canaux éjaculateurs traversent la prostate, entourés par une gaine de tissu conjonctif, et rejoignent l'urètre prostatique. Le canal éjaculateur présente une lumière festonnée bordée par un épithélium comparable à celui du canal déférent.

Le canal déférent, accompagné de l'artère et des veines spermatiques, des plexus lymphatiques et des nerfs, passe dans le cordon spermatique.

Urètre

L'urètre est long de 20 cm avec trois segments prostatique, membraneux, pénien. L'urètre prostatique reçoit les deux canaux éjaculateurs ainsi que les canaux prostatiques. L'urètre pénien reçoit les canaux des glandes bulbo-urétrales. L'épithélium de l'urètre prostatique est transitionnel, de type pseudostratifié. Il devient cylindrique stratifié au niveau de l'urètre membraneux et pénien. La couche musculaire lisse au niveau

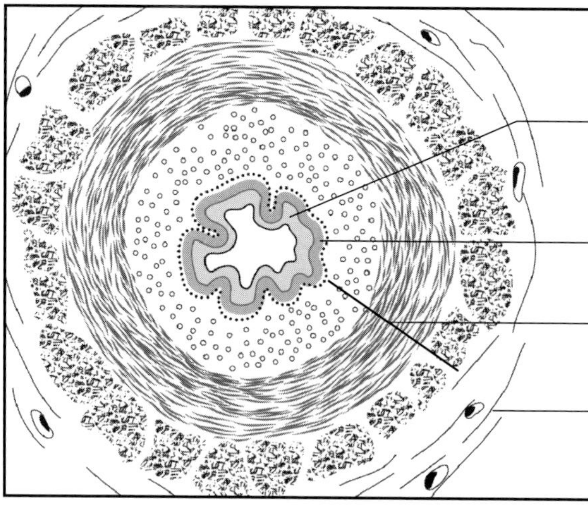

Fig. 3.7.
Structure du canal déférent.

de l'urètre membraneux constitue le sphincter involontaire. Il est associé aux muscles striés du sphincter volontaire qui contrôle le passage des urines et du sperme.

Glandes annexes

Les glandes annexes produisent 70–85 % de l'éjaculat. Elles sont androgénodépendantes (testostérone et DHT).

Prostate

La prostate est la glande accessoire la plus volumineuse, avec une importante composante musculaire, entourée par une gaine conjonctive. Le tissu glandulaire est représenté par 30–50 glandes tubuloalvéolaires réparties en trois groupes (périurétrale muqueuse, périuréthrale sous-muqueuse, et la glande principale tout en périphérie). Les glandes déversent leur produit de sécrétion dans l'urètre prostatique directement par des petits pertuis ou par de longs canaux excréteurs (fig. 3.8). Les glandes présentent de nombreux replis faits d'un axe conjonctif (chorion) recouvert d'un épithélium cylindrique simple ou pseudostratifié. Les cellules glandulaires disposent comme toute autre cellule glandulaire exocrine d'un réticulum endoplasmique granulaire abondant et d'un appareil de Golgi développé. La lumière des glandes contient les concrétions prostatiques riches en glycoprotéines avec quelquefois des dépôts de calcium. La prostate produit un liquide alcalin qui neutralise l'acidité vaginale. Elle assure aussi la nutrition des spermatozoïdes et la conservation de la fluidité du sperme grâce à une fibrolysine. La prostate produit de l'amylase ainsi que des protéines spécifiques comme l'antigène prostatique spécifique (PSA, marqueur des cancers de prostate) et la phosphatase acide prostatique.

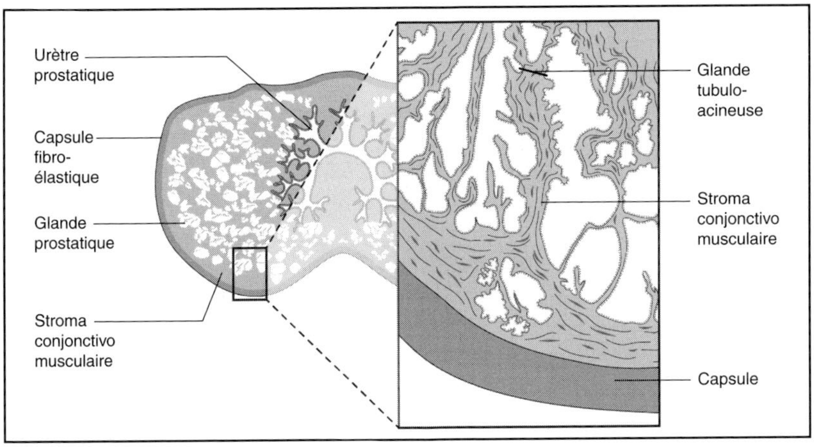

Fig. 3.8.
Structure de la prostate.

Vésicules séminales

Les vésicules séminales sont branchées sur les voies spermatiques extratesticulaires par leur canal excréteur qui pénètre la prostate et se joint au déférent en amont du canal éjaculateur (fig. 3.1). Les vésicules séminales sont constituées de trois tuniques. La tunique la plus externe correspond à une capsule conjonctive qui s'organise autour d'une tunique musculaire faite d'une couche circulaire interne et d'une couche longitudinale externe. La lumière de la glande est bordée par un épithélium très plissé, entouré par un tissu conjonctif (chorion). L'épithélium est fait de cellules de forme variable (de cubique simple à pseudostratifiée cylindrique). Les cellules épithéliales disposent d'un appareil de Golgi développé avec des granules intracytoplasmiques. Les vésicules séminales sécrètent un liquide visqueux alcalin riche en protéines coagulantes, fructose et prostaglandines. Le fructose est une source d'énergie pour les spermatozoïdes éjaculés. Les vésicules séminales ne contiennent pas de spermatozoïdes. Elles se contractent durant l'éjaculation et libèrent leur produit de sécrétion qui se mêle au sperme et se déverse dans l'urètre via le canal éjaculateur.

Glandes bulbo-urétrales

Les glandes bulbo-urétrales sont situées à la jonction de l'urètre membraneux et spongieux. Elles sont formées de plusieurs lobules de tissu tubuloalvéolaire reliés à un canal excréteur tapissé par un épithélium cylindrique stratifié. Les glandes tapissées par un épithélium cylindrique secrètent un mucus riche en galactose et acide sialique déversé dans l'urètre pénien lors de l'érection (rôle de lubrification).

Pénis

Le pénis est constitué de trois colonnes de tissu érectile (une paire de corps caverneux dorsaux et un corps spongieux ventral) organisées autour de l'urètre pénien et entourées par un tissu conjonctif fibroélastique dense (albuginée) [fig. 3.9]. La partie distale du corps spongieux forme le gland. Le tissu érectile est formé de lacs sanguins (sinusoïdes) entourés de cellules musculaires lisses. Les sinusoïdes sont irrigués par une artère et drainés par un réseau veineux doté d'un dispositif de blocs fait de cellules musculaires lisses. Au cours de l'érection, le relâchement des cellules musculaires lisses des sinusoïdes et des dispositifs de blocs augmente le débit sanguin des sinusoïdes, ce qui entrave le retour veineux et provoque la séquestration du sang dans le réseau veineux. Il en résulte une turgescence du tissu érectile qui s'accompagne d'une contraction des muscles striés du périnée antérieur.

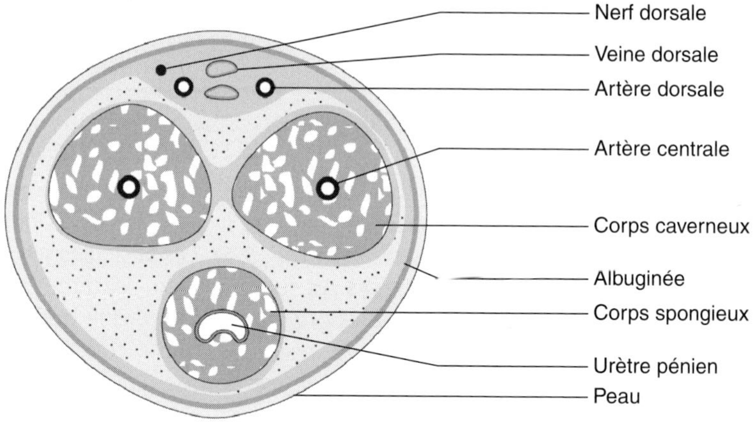

Fig. 3.9.
Structure d'une coupe transversale de pénis.

À RETENIR

▶ L'appareil génital masculin est constitué des testicules et des voies spermatiques. Des glandes exocrines (vésicules séminales, prostate, glandes tubuloalvéolaires) sont annexées aux voies spermatiques, et participent à la formation du liquide séminal (sperme). Le pénis est l'organe de la copulation. Ces structures sont cibles des hormones androgènes.

▶ Dans les testicules, les tubes séminifères sont constitués de l'épithélium séminifère formé de cellules germinales (lignée spermatique) et de cellules somatiques (cellules de Sertoli). La spermatogenèse se déroule sans contact direct avec la circulation sanguine, donc à l'écart du système immunitaire. Les cellules de Leydig synthétisent les androgènes (testostérone convertie en dihydrotestostérone par l'enzyme 5α-réductase).

▶

▶ Les voies spermatiques assurent le transfert, la nutrition, la maturation et le stockage des spermatozoïdes. La maturation des spermatozoïdes permet l'acquisition de la mobilité, la perte du pouvoir fécondant et l'acquisition de récepteurs membranaires de reconnaissance de la zone pellucide.

▶ Les voies spermatiques extratesticulaires disposent de trois tuniques concentriques (muqueuse, musculeuse et une gaine conjonctive périphérique).

▶ Les spermatozoïdes stockés au niveau de la queue de l'épididyme sont libérés lors de l'éjaculation. L'éjaculat est constitué pour les trois quarts de sécrétions des glandes annexes : vésicules séminales, prostate, glandes bulbo-urétrales.

▶ La prostate produit un liquide alcalin qui neutralise l'acidité vaginale. Elle assure aussi la nutrition des spermatozoïdes et la conservation de la fluidité du sperme grâce à une fibrolysine. La prostate produit de l'amylase ainsi que des protéines spécifiques comme l'antigène prostatique spécifique (PSA, marqueur des cancers de la prostate) et la phosphatase acide prostatique.

▶ Le tissu érectile est formé de lacs sanguins (sinusoïdes) entourés de cellules musculaires lisses. Les sinusoïdes sont irrigués par une artère et drainés par un réseau veineux doté d'un dispositif de blocs fait de muscles lisses.

Appareil cardiovasculaire

4

Réseaux vasculaires
Cardiogenèse
Circulation cardiovasculaire

L'appareil cardiovasculaire est d'origine mésodermique. Deux processus embryologiques différents assurent successivement la formation des premiers vaisseaux et des cellules souches hématopoïétiques (vasculogenèse), puis l'expansion et le remodelage du réseau vasculaire (angiogenèse). L'édification du cœur (cardiogenèse) débute au milieu de la 3e semaine, avec l'apparition de progéniteurs des cardiomyocytes dans deux aires cardiaques adjacentes. Un cœur tubulaire symétrique et non cloisonné se forme en premier vers la fin de la 3e semaine et donne en 4 semaines un cœur asymétrique, cloisonné en quatre cavités et connecté au système vasculaire. La circulation sanguine devient effective à partir de j22. Les forces hémodynamiques jouent un rôle important dans le remodelage du cœur. Le contrôle de la cardiogenèse repose sur une cascade moléculaire redondante et interactive, qui fait intervenir une combinaison de gènes effecteurs/modulateurs, conservés durant l'évolution (*GATA4, TBX1-5, hand1-2...*). L'approche embryologique permet une meilleure compréhension et prise en charge des malformations cardiaques qui touchent 1 enfant sur 150 à la naissance.

Réseaux vasculaires

Le réseau vasculaire est d'abord extra-embryonnaire. Il apparaît vers j17, suivi avec un léger décalage (vers j18) par les vaisseaux intra-embryonnaires. Les réseaux vasculaires se connectent au cœur vers j21 et la circulation sanguine devient effective à partir de j22. Les premiers vaisseaux et les cellules souches sanguines se forment par vasculogenèse, un processus propre à la période embryonnaire. La vasculogenèse débute à partir de la 3e semaine dans les splanchnopleures intra- et extra-embryonnaires (voir le chapitre 1). Elle se caractérise par l'apparition d'amas de cellules hémangioformatrices (îlots de Wolff et Pander) qui se différencient en périphérie en cellules endothéliales, et au centre en cellules souches hématopoïétiques (fig. 4.1). La prolifération vasculaire et leur remodelage en réseau vasculaire s'obtient par angiogenèse, un processus embryologique qui peut se réactiver tout au long de la vie (néovascularisation de l'endomètre au cours du cycle utérin, proliférations vasculaires en réaction à l'hypoxie ou dans le cadre de processus de prolifération tumorale). La prolifération des ébauches vasculaires se fait par multiplication de nouvelles cellules endothéliales, à partir de progéniteurs mésenchymateux. Les autres éléments de la paroi vasculaire (péricytes, myocytes) sont issus d'autres cellules mésenchymateuses. L'angiogenèse dépend principalement d'un facteur de

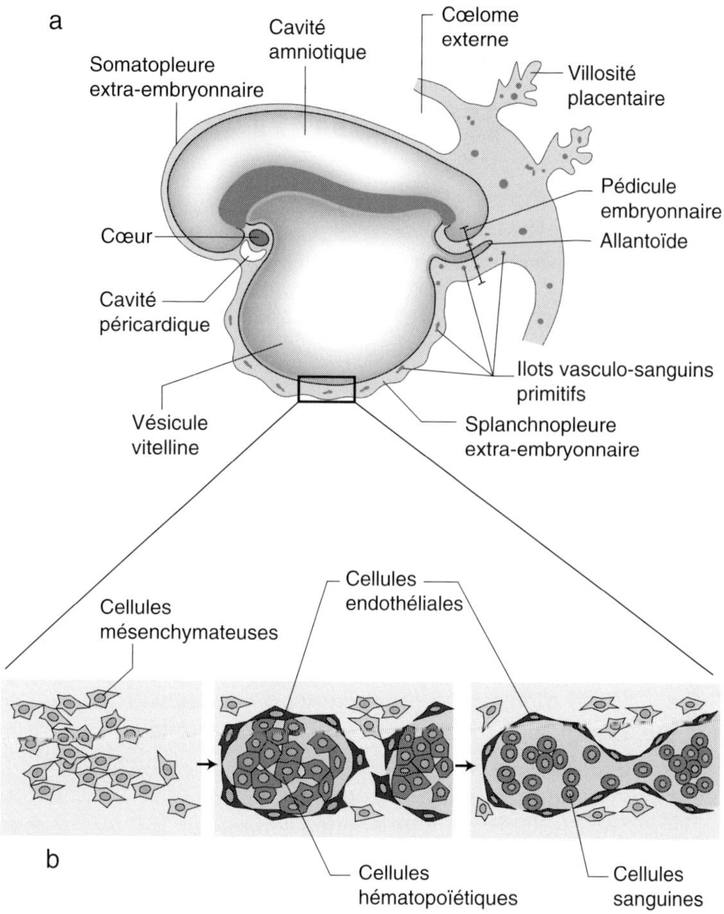

Fig. 4.1.
Vasculogenèse extra-embryonnaire.
a. Coupe sagittale montrant les sites de vasculogenèse. **b.** Différenciation des cellules endothéliales et hématopoïétiques.

croissance, le VEGF (*vascular endothelial growth factor*), qui peut aussi être activé par l'hypoxie.

Réseau extra-embryonnaire

Les vaisseaux extra-embryonnaires apparaissent dans le mésenchyme extra-embryonnaire (splanchnopleure de la vésicule vitelline, mésenchyme du pédicule embryonnaire, de la lame choriale et des villosités placentaires) [voir le chapitre 1]. Les vaisseaux extra-embryonnaires sont représentés par les vaisseaux vitellins et ombilicaux (artères et veines). Les artères vitellines formées dans la paroi de la vésicule vitelline irriguent les dérivés de l'intestin primitif et donnent le tronc cœliaque, les artères mésentériques supérieure et inférieure. Les veines vitellines drainent vers le cœur le sang de la vésicule vitelline. Deux artères ombilicales (droite et gauche), branches de l'aorte dorsale, assurent la vascularisation des villosités placentaires. Après la section du cordon ombilical à la naissance, leur segment distal s'oblitère et forme les ligaments vésico-ombilicaux latéraux, et leur segment proximal donne les artères iliaques internes et vésicales supérieures. Les deux veines ombilicales prennent leur origine dans les villosités choriales et ramènent au cœur de l'embryon du sang oxygéné (fig. 4.2).

Réseau intra-embryonnaire

Les vaisseaux intra-embryonnaires se forment au niveau du mésoderme latéral intra-embryonnaire (splanchnopleure, mésoderme para-axial et mésoderme céphalique). Les premiers gros vaisseaux intra-embryonnaires sont une paire d'aortes dorsales qui naissent par vasculogenèse tout le long de la splanchnopleure intra-embryonnaire et se connectent à j21 aux pôles antérieurs des tubes endocardiques. Les aortes dorsales, en continuité avec les tubes endocardiques, longent l'axe de l'embryon en émettant des branches intersegmentaires. Les aortes dorsales participent à la formation des arcs aortiques.

Arcs aortiques

À la sortie du cœur, les aortes dorsales sont en continuité avec le sac aortique. Les mouvements de plicature embryonnaire modifient les rapports du sac aortique (qui passe en position ventrale) et des aortes dorsales (qui restent en position dorsale). Le segment antérieur des aortes dorsales s'étire et forme la première paire des arcs aortiques, qui

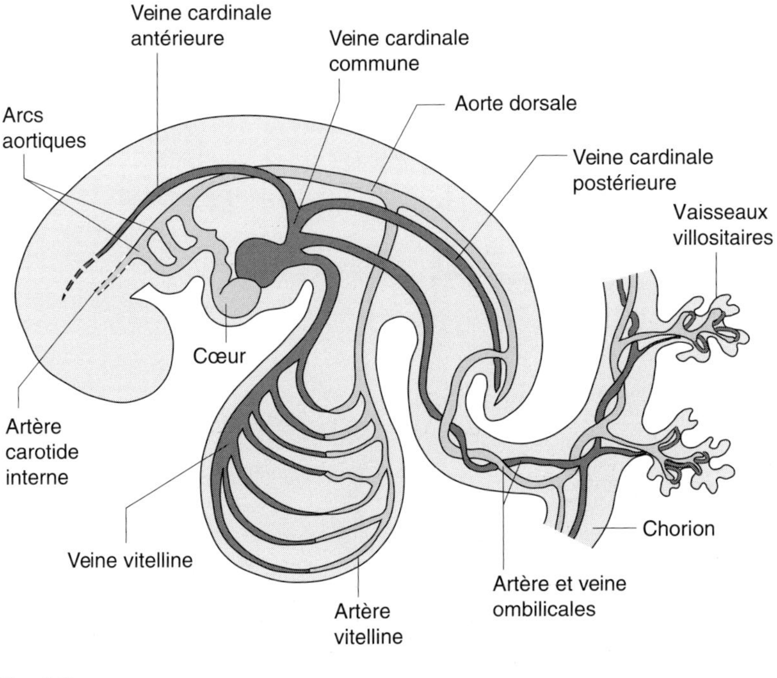

Fig. 4.2.
Réseaux vasculaires embryonnaires.
D'après J. Langmann. Embryologie médicale. Paris : Masson; 1994.

traversent le premier arc pharyngé (branchial) en cravatant l'intestin pharyngien (voir le chapitre 5). Une série de quatre autres arcs se développent successivement sous les premiers arcs, entre j26 et j29. En tout, cinq paires d'arcs aortiques (numérotés de 1 à 6) se forment successivement entre le sac aortique et les aortes dorsales, en passant dans les arcs pharyngés correspondants (fig. 4.3). Le 5ᵉ arc aortique tout comme le 5ᵉ arc pharyngé est considéré comme rudimentaire (ou absent), sans dérivé identifiable dans l'espèce humaine. L'évolution de chaque arc suit un schéma général en rapport avec le devenir de l'arc pharyngé correspondant (voir le chapitre 5).

Au niveau des arcs pharyngés, les cellules des crêtes neurales participent à la formation de la tunique musculaire et des péricytes. Les deux premiers arcs aortiques régressent entre j26 et j29. Les 3ᵉ, 4ᵉ et 6ᵉ arcs perdent leur disposition symétrique et donnent les vaisseaux du cou, la crosse de l'aorte, les artères pulmonaires et le canal artériel. Au cours de la 4ᵉ semaine, les aortes dorsales fusionnent sur une partie de leur trajet et donnent l'aorte descendante.

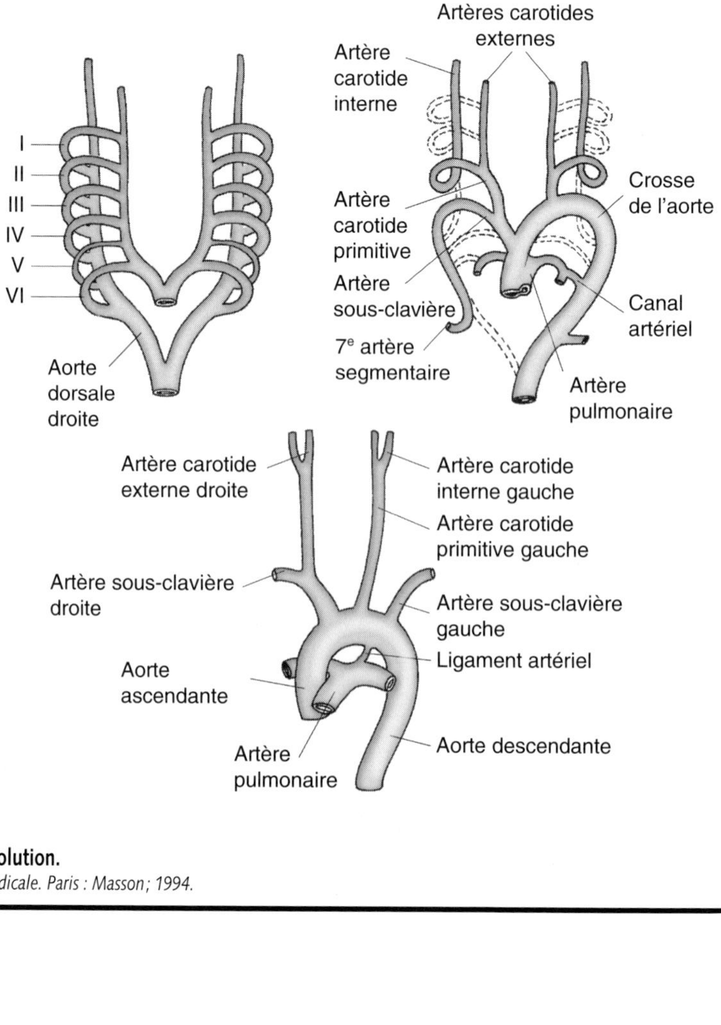

Fig. 4.3.
Arcs aortiques : formation et évolution.
D'après J. Langmann. Embryologie médicale. Paris : Masson; 1994.

Système veineux

La régression de la corne gauche du sinus s'accompagne d'un remodelage du réseau veineux. À gauche, la veine vitelline disparaît, alors qu'à droite, elle se jette dans le réseau veineux hépatique (ductus veinosus) et participe à la formation de la portion terminale de la veine cave inférieure.

Les veines cardinales antérieure et postérieure, reliées par le tronc cardinal commun, se jettent dans les cornes du sinus. Elles forment, en association avec la veine vitelline droite, la veine cave inférieure et participent à la formation du système azygos et hémiazygos.

Cardiogenèse

La cardiogenèse débute par la formation d'une paire de tubes endocardiques, selon le processus de vasculogenèse (j19). Les mouvements de plicature du disque embryonnaire permettent la coalescence des tubes endocardiques au niveau de la ligne médiane et leur fusion à j21 en un vaisseau unique et médian, le tube cardiaque primitif (TCP). Les modifications du TCP surviennent entre la 4e et la 8e semaine le long d'un axe antéropostérieur et nécessitent un apport cellulaire extérieur, à partir des crêtes neurales rhombencéphaliques.

Progéniteurs des cellules cardiaques

Les progéniteurs des cellules endocardiques et myocardiques apparaissent au milieu de la 3e semaine dans deux aires contiguës : première aire cardiaque (croissant cardiaque) et seconde aire cardiaque (aire cardiaque antérieure).

La première aire cardiaque se met en place en avant de la membrane pharyngienne, lors de la gastrulation, et donne principalement le ventricule gauche (fig. 4.4). Dans ce territoire, le mésoderme latéral (splanchnopleure antérieure) entre en contact avec l'endoderme primitif (hypoblaste antérieur), principal inducteur de la cardiogenèse. La seconde aire cardiaque se constitue en amont et derrière la première aire. Elle est à l'origine du reste du cœur (ventricule droit, tronc des gros vaisseaux de la base et vraisemblablement les oreillettes) [fig. 4.1].

Tube cardiaque primitif

Dans un premier temps, les tubes endocardiques se forment de chaque côté de la chorde dorsale, selon le processus de vasculogenèse (fig. 4.4).

Lors de la délimitation, les mouvements d'enroulement du disque embryonnaire ventralisent les tubes endocardiques et les placent côte à côte sur la ligne médiane. Après résorption de leur paroi (par apoptose), les tubes endocardiques fusionnent à j21 en un tube unique, le tube cardiaque primitif (TCP). L'allongement du TCP se fait par incorporation à ses deux pôles de nouveaux contingents cellulaires. Les cellules des crêtes neurales rhombencéphaliques colonisent le pôle artériel

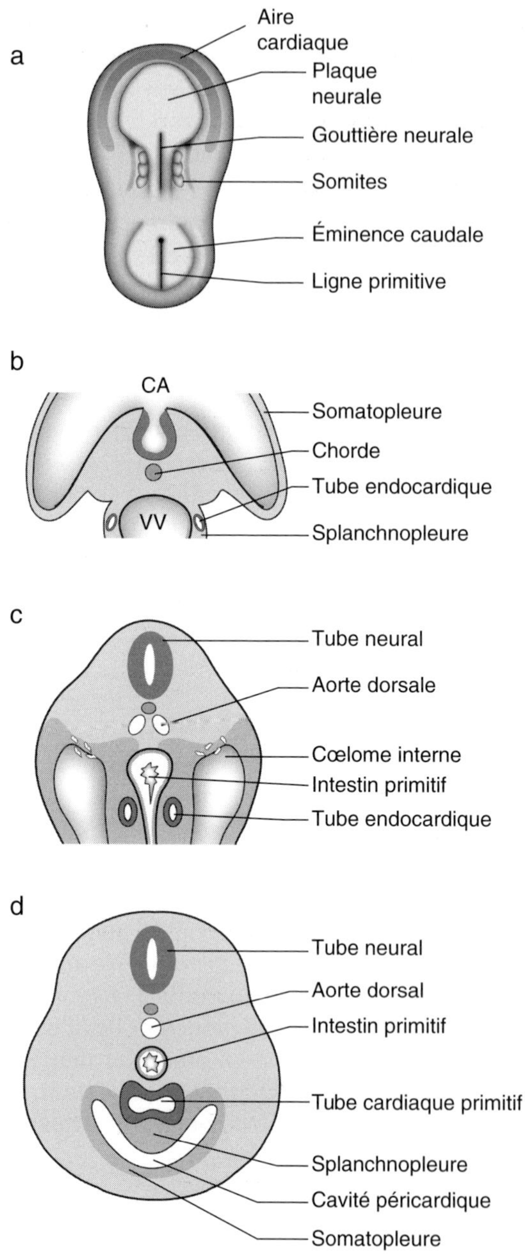

Fig. 4.4.
Formation du tube cardiaque primitif.
a. Disque embryonnaire vu par sa face dorsale indiquant l'emplocement du croissant cardiaque. **b,c,d.** Coupes transversales passant par l'aire cardiaque aux différents stades de la cardiogenèse (tubes endocardique, tube cardiaque primitif).
CA : cavité amniotique; VV : vésicule vitelline.
D'après F. Encha-Razavi, E. Escudier. Embryologie humaine : de la molécule à la clinique. Masson, 4e éd.

du TCP et interviennent dans sa différenciation (voir plus bas et voir le chapitre 9). Vers j21, quatre compartiments distincts, nommés « blocs primitifs » ou « blocs de constitution », s'individualisent d'arrière en avant, le long du TCP encore rectiligne : sinus veineux, oreillette primitive, ventricule primitif et conus (fig. 4.5). Entre j23 et j28, l'accroissement inégal des blocs primitifs imprime au TCP une courbure, selon une boucle à convexité droite. Le ventricule primitif se place alors à droite et en avant de l'oreillette primitive. Vu de face, le TCP prend la forme d'un « U » avec une branche gauche descendante (atrium primitif) et une branche droite ascendante (conus). Le bloc du ventricule primitif,

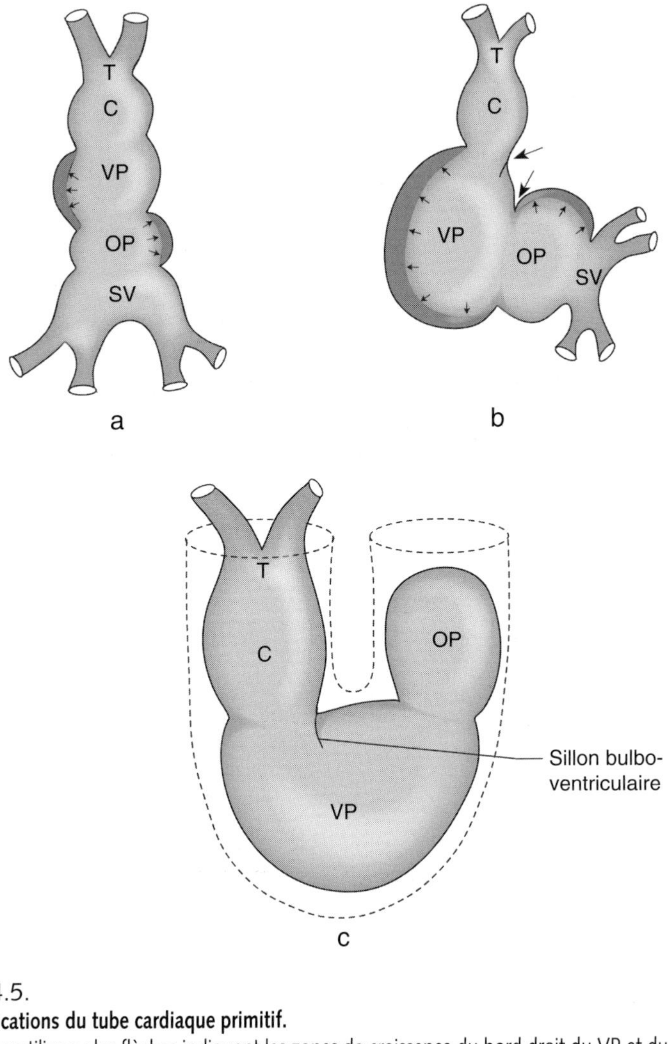

Fig. 4.5.
Modifications du tube cardiaque primitif.
a. TCP rectiligne : les flèches indiquent les zones de croissance du bord droit du VP et du bord gauche de l'OP. **b.** Courbure selon une boucle droite : les grandes flèches indiquent les points de plicature. **c.** TCP vu de face. SV : sinus veineux ; OP : oreillette primitive ; VP : ventricule primitif ; C : conus ; T : truncus.
D'après F. Encha-Razavi, E. Escudier. Embryologie humaine : de la molécule à la clinique. Masson, 4e éd.

séparé de la branche descendante par le sillon atrioventriculaire et de la branche ascendante par le sillon cono-(ou bulbo-)ventriculaire, constitue le fond de la boucle (fig. 4.6).

La paroi du TCP comporte, vers j22, trois couches. La couche la plus interne correspond à l'endocarde, faite de cellules endothéliales. La couche moyenne (gelée cardiaque) est une matrice extracellulaire entourée par les cellules myocardiques (cardiomyocytes). Les cardiomyocytes se multiplient rapidement et envahissent la gelée cardiaque, où ils forment le muscle cardiaque (myocarde), contractile dès j22. Le péricarde constitue la couche la plus périphérique du TCP. Son feuillet viscéral dérive de la splanchnopleure et son feuillet pariétal de la somatopleure. À ce niveau, le cœlome intra-embryonnaire constitue la cavité péricardique primitive. Dès le début de l'inflexion du TCP, une expression différentielle des gènes myocardiques (chaînes lourdes et légères de myosines) entre les massifs auriculaire et ventriculaire est à l'origine des propriétés contractiles et électrophysiologiques propres à chaque segment. Le tissu nodal permet une harmonisation du rythme des contractions. Il dérive de cardiomyocytes, mais son ontogenèse est encore mal connue.

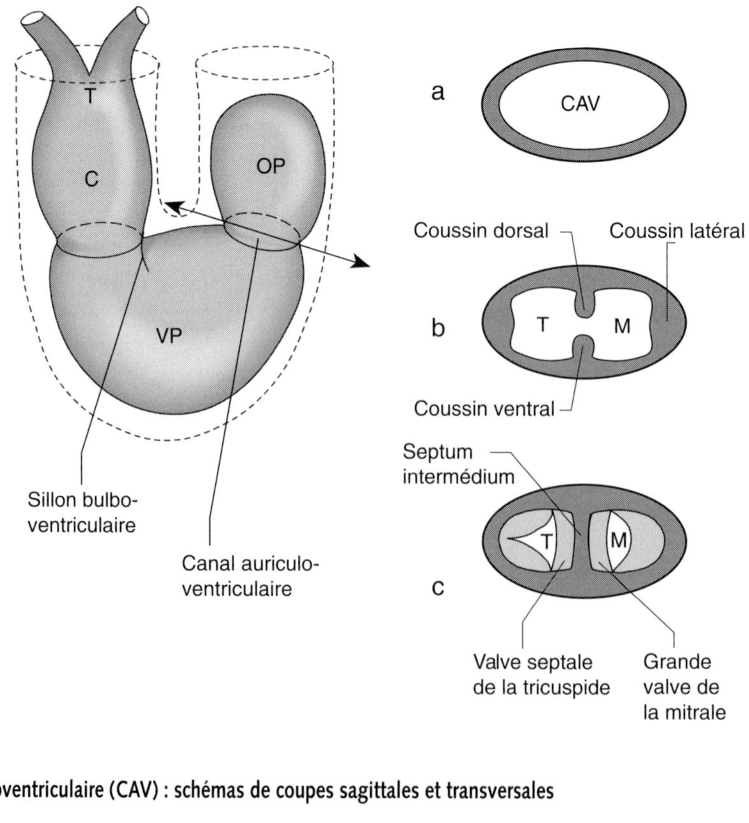

Fig. 4.6.
Cloisonnement du canal atrioventriculaire (CAV) : schémas de coupes sagittales et transversales du tube cardiaque primitif.
a. Ovalisation du TCP. **b.** Formation des bourrelets endocardiques. **c.** Mise en place du septum intermedium et de ses dérivés. T : anneau de la tricuspide ; M : anneau de la mitrale.
D'après F. Encha-Razavi, E. Escudier. Embryologie humaine : de la molécule à la clinique. Masson, 4e éd.

Cloisonnement du tube cardiaque primitif

Le remodelage du TCP survient entre la 5e et la 8e semaine et se caractérise par la croissance inégale des segments, le cloisonnement des cavités, la séparation et l'alignement des orifices. Ces modifications concernent la gelée cardiaque, les cellules des crêtes neurales, les facteurs hémodynamiques et la mort cellulaire programmée (apoptose). Une cascade d'événements modifie simultanément la morphologie et la relation des blocs primitifs (oreillettes et ventricule primitifs) et de leurs segments de connexion (canal atrioventriculaire et orifice proximal du conus).

Cloisonnement du canal atrioventriculaire

La croissance inégale de la gelée cardiaque autour du canal atrioventriculaire (sous l'effet des modifications hémodynamiques) forme quatre bourrelets endocardiques symétriques, les coussins endocardiques latéraux (droit et gauche) et dorsoventral (supéro-inférieur). La fusion des coussins dorsal et ventral donne le septum atrioventriculaire (septum intermedium) à la fin de la 6e semaine (fig. 4.6).

Le septum intermedium, tendu au milieu du canal atrioventriculaire, le sépare en deux parties droite et gauche (anneaux des valves tricuspide et mitrale) et participe à la formation de leur appareil valvulaire (valve septale de la tricuspide et grande valve de la mitrale). Les autres composantes valvulaires de ces anneaux dérivent de bourgeons latéraux, formés entre la 5e et la 8e semaine.

Cloisonnement de l'oreillette primitive

Le septum interauriculaire formé par la fusion des septums primum et secundum cloisonne l'oreillette primitive. Le septum interauriculaire ménage, durant la vie fœtale, une communication interauriculaire (shunt droit-gauche) indispensable à la circulation cardiaque fœtale (fig. 4.7).

Septum primum

Le septum primum, premier élément du cloisonnement auriculaire, apparaît au niveau du plafond de l'oreillette primitive vers la fin de la 4e semaine. En forme de croissant à concavité antérieure, il se dirige vers le septum intermedium. Sa concavité antérieure dessine les limites d'un orifice éphémère, l'ostium primum, qui se comble vers la fin de la 6e semaine. Dès lors, l'impact du flux sanguin de retour sur le septum primum provoque par apoptose de petites perforations qui confluent en un large orifice, l'ostium secundum. L'ostium secundum maintient le shunt droit-gauche, indispensable durant la vie fœtale (fig. 4.7).

Septum secundum

Le septum secundum, second élément du cloisonnement auriculaire, également en forme de croissant, s'installe à droite du premier et le recouvre entièrement au cours de la 8e semaine. Sa convexité postérieure ne se comble jamais et ménage, par rapport à l'ostium secundum, un passage en chicane, le foramen ovale (canal de Botal), qui reste perméable jusqu'à la naissance (fig. 4.8).

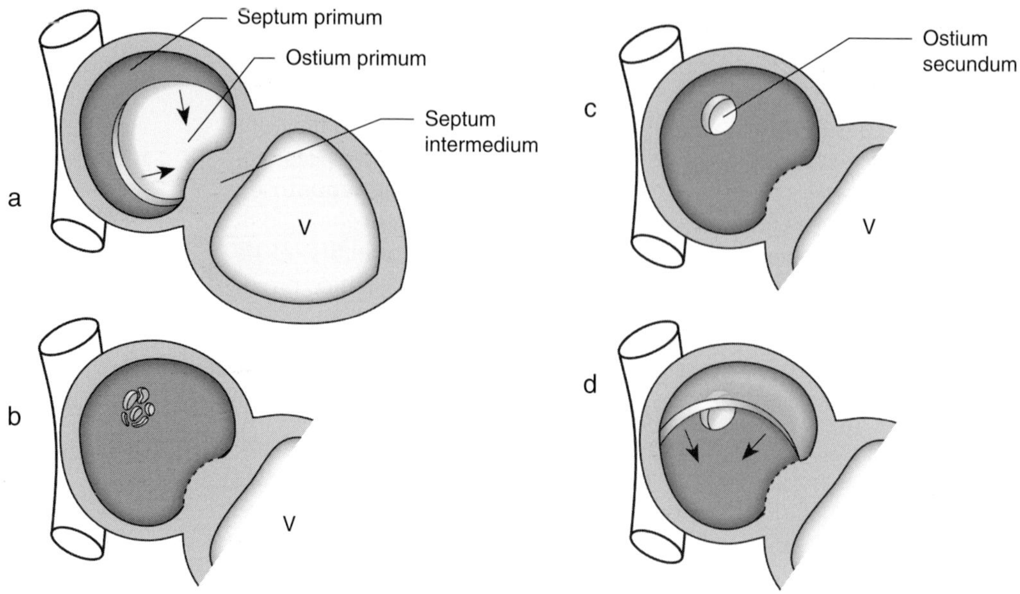

Fig. 4.7.
Cloisonnement de l'oreillette primitive : coupes sagittales passant par le bloc auriculoventriculaire.
a. Mise en place du septum primum. **b.** Fermeture de l'ostium primum. **c.** Perforation de l'ostium secundum **d.** Mise en place du septum secundum.
D'après F. Encha-Razavi, E. Escudier. Embryologie humaine : de la molécule à la clinique. Masson, 4e éd.

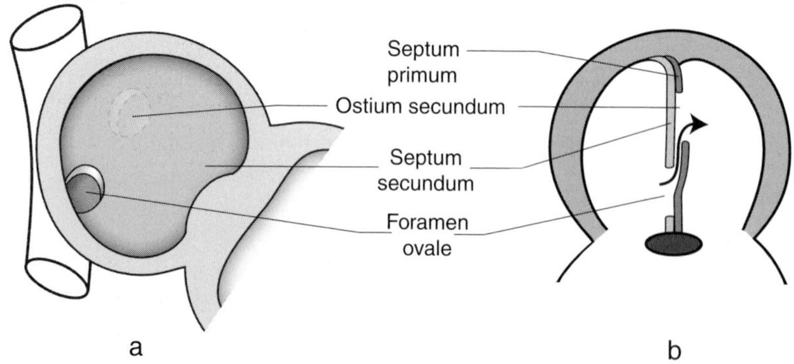

Fig. 4.8.
Cloisonnement de l'oreillette primitive : coupes sagittales et frontales passant par le bloc auriculaire.
a. Mise en place du septum secundum; l'ostium secundum est vu par transparence. **b.** Coupe frontale du massif auriculaire pour visualiser le canal de Botal.
D'après F. Encha-Razavi, E. Escudier. Embryologie humaine : de la molécule á la clinique. Masson, 4e éd.

Cloisonnement des ventricules

La différenciation et la séparation des ventricules surviennent entre la 4e et la 8e semaine et dépendent des modifications du conus (fig. 4.9 et 4.10).

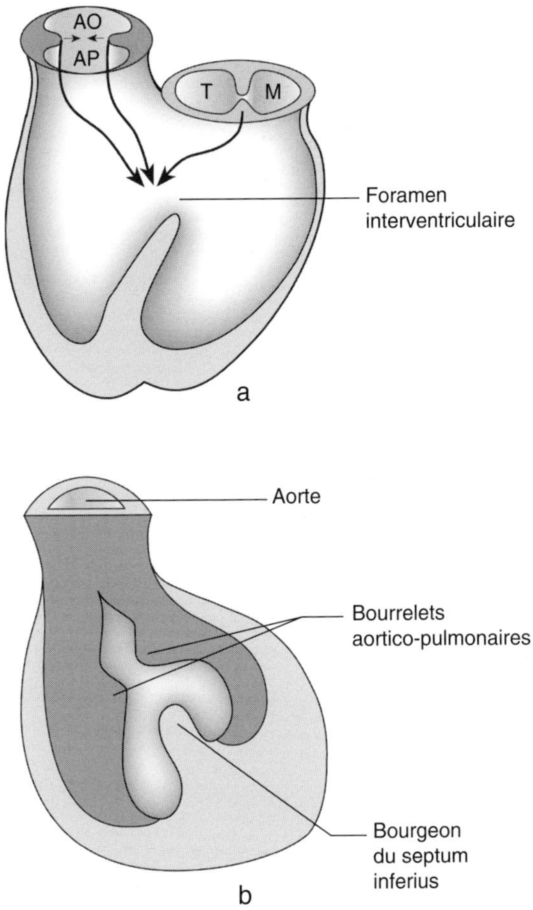

Fig. 4.9.
Cloisonnement du ventricule primitif.
a. Coupe frontale ; formation du septum inferius. Les flèches marquent l'origine des diverses composantes du septum membraneux. **b.** Coupe sagittale ; schéma de la cloison interventriculaire après résection du ventricule droit. AP : artère pulmonaire ; AO : aorte ; T : anneau de la tricuspide ; M : anneau de la mitrale.
D'après F. Encha-Razavi, E. Escudier. Embryologie humaine : de la molécule à la clinique. Masson, 4e éd.

Modifications du conus

Le conus, compris entre le ventricule primitif et le truncus, contribue largement à la formation du ventricule droit (fig. 4.10). La croissance rapide de son tiers inférieur, par l'incorporation de nouvelles cellules en provenance de la seconde aire cardiaque, donne le massif du bulbus (ampoule droite), à l'origine du ventricule droit. Le tiers moyen du conus a un développement asymétrique, avec une croissance de sa partie sous-pulmonaire (qui formera l'infundibulum du ventricule droit) et une régression de sa partie sous-aortique (qui assurera la continuité mitroaortique, après la torsion antihoraire et la translation à gauche de l'orifice proximal). La partie distale du conus est en continuité avec le truncus et forme avec lui le conotruncus. Les valves aortiques et pulmonaires se développent au niveau de son orifice distal à la 9e semaine.

Cloisonnement interventriculaire

La cloison interventriculaire sépare les ventricules gauche et droit. Elle est formée d'une composante musculaire (septum inferius) et d'une composante fibreuse (septum membraneux).

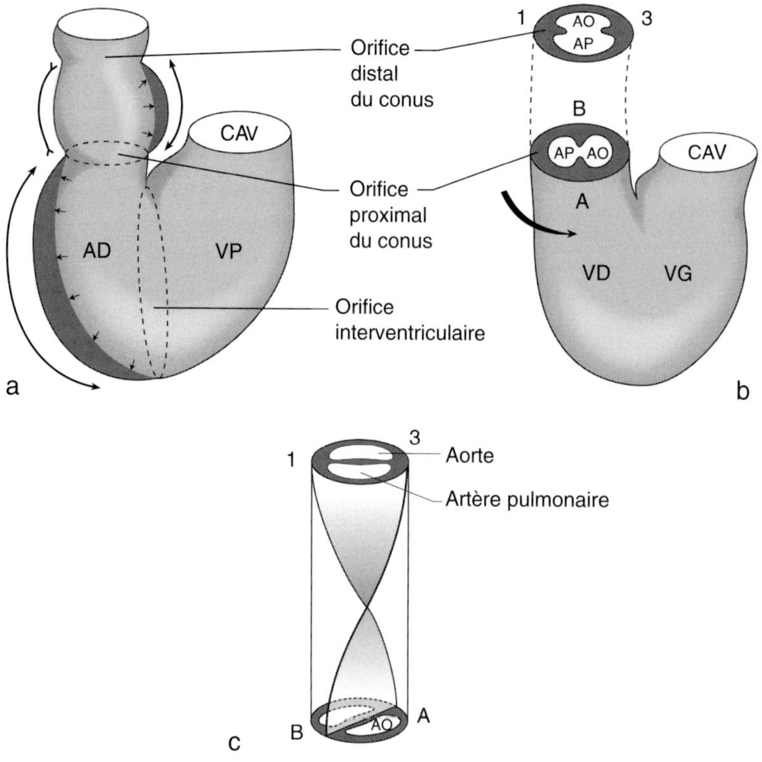

Fig. 4.10.
Modifications du conus.
a. Évolution des trois segments. **b,c.** Cloisonnement du conus. Les flèches indiquent les zones de croissance. AD : ampoule droite; VP : ventricule primitif; CAV : canal atrioventriculaire; VD : ventricule droit; VG : ventricule gauche; AP : artère pulmonaire; AO : aorte.
D'après F. Encha-Razavi, E. Escudier. Embryologie humaine : de la molécule à la clinique. Masson, 4e éd.

Le septum inferius, de nature myocardique, émerge de la base du tube cardiaque en regard du sillon bulboventriculaire, vers la fin de la 4e semaine (fig. 4.9). Il correspond au sillon interventriculaire visible à la surface du cœur. Le septum inferius se dirige vers le septum interme dium, sans jamais l'atteindre, et constitue la limite inférieure du foramen interventriculaire. Dès lors, deux massifs ventriculaires asymétriques, correspondant aux futurs ventricules droit et gauche, deviennent identifiables. Le ventricule gauche occupe la quasi-totalité du ventricule primitif et se retrouve en regard et dans la continuité du canal atrioventriculaire. Le ventricule droit, presque virtuel à ce stade, se prolonge par le conus. À ce stade, les ventricules communiquent entre eux par le foramen interventriculaire.

Le septum membraneux comble le foramen interventriculaire dans un deuxième temps (entre la 5e et la 8e semaine). Le septum membraneux a une origine multiple et résulte de la coalescence de trois bourgeons : un bourgeon en provenance du septum intermedium et deux bourgeons issus du septum conotruncal (bourrelets aorticopulmonaires droit et gauche).

Remodelage du pôle veineux

Le pôle veineux est représenté par le sinus veineux, le point de convergence des veines placentaires et systémiques (fig. 4.11). Les veines en provenance du placenta sont les deux veines ombilicales qui véhiculent du sang oxygéné. Les veines de la circulation systémique de l'embryon sont les veines vitellines, qui drainent le tube digestif, et les veines cardinales, qui ramènent au cœur le sang de la circulation céphalique et caudale de l'embryon.

Involution de la corne gauche du sinus

L'évolution du sinus veineux survient entre la 4e et la 5e semaine, dominée par l'involution de sa corne gauche et de la plupart des afférences gauches aux dépens du développement de sa corne droite. Des modifications hémodynamiques et anatomiques majeures en résultent : déviation de la masse sanguine de retour vers la corne droite du sinus et incorporation (intussusception) de la corne droite et de ses veines dans l'atrium droit. Ainsi, les orifices des veines caves inférieure et supérieure s'abouchent directement dans la paroi de l'oreillette droite.

L'intussusception de la corne gauche vestigiale, devenue sinus coronaire, se produit également dans la paroi postérieure de l'oreillette droite et place l'orifice du sinus coronaire dans la succession des orifices des veines caves supérieure et inférieure. Ces orifices, flanqués de valves latérales, se suivent au niveau de la paroi dorsale de l'oreillette primitive. À la limite supérieure de l'orifice de la veine cave supérieure, les valves latérales fusionnent et forment le septum spurium. En général, la valve gauche s'amenuise (ou disparaît) avec la formation du septum secundum, alors que la valve droite persiste et donne la valve de la veine cave inférieure et du sinus coronaire. La paroi de l'atrium droit

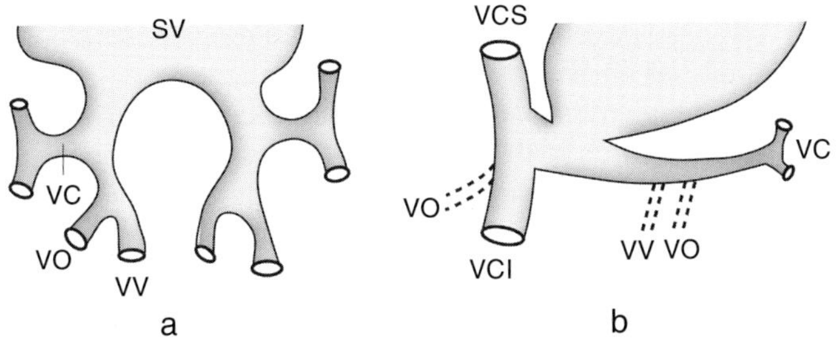

Fig. 4.11.
Sinus veineux.
a. Afférences du sinus. **b.** Involution de la corne gauche du sinus.
VV : veines vitellines ; VO : veines ombilicales ; VC : veines cardinales ; SV : sinus veineux ; VCI : veine cave inférieure ; VCS : veine cave supérieure.
D'après F. Encha-Razavi, E. Escudier. Embryologie humaine : de la molécule à la clinique. Masson, 4e éd.

a donc comme origine une partie sinusale – le sinus venarum, d'aspect lisse (crista terminalis), issu de la corne droite du sinus – et une partie purement auriculaire qui se distingue par son aspect trabéculé (muscle pectiné) caractéristique de l'auricule droite.

Formation des veines pulmonaires

Les quatre veines pulmonaires débouchent initialement dans une évagination de l'oreillette gauche. L'intussusception de cet ensemble dans la paroi auriculaire survient au cours de la 5e semaine et aboutit à l'abouchement direct des orifices des veines pulmonaires dans la paroi postérieure de l'oreillette gauche.

Remodelage du pôle artériel

Le pôle artériel est constitué par le conotruncus. Situé entre l'orifice distal du conus et le sac aortique, le truncus forme avec le conus le conotruncus. Le cloisonnement du conotruncus aboutit à la séparation des gros troncs artériels (tronc de l'artère pulmonaire et de l'aorte ascendante) [fig. 4.10].

Cloisonnement du conotruncus

Le cloisonnement du conotruncus se fait par le septum conotruncal, issu de la fusion au niveau de l'orifice proximal du conus de deux bourrelets antéropostérieurs (crêtes proximales A et B) et au niveau de l'orifice distal de deux bourrelets frontaux (crêtes frontales 1 et 3). La forme hélicoïdale du septum conotruncal est attribuée à une torsion inverse des orifices proximal et distal du conus qui amène la fusion des bourrelets selon un arrangement A-1/B-3 (fig. 4.10).

Alignement des cloisons

À ce stade du développement, les connexions des segments et des orifices du cœur sont encore discordantes : les oreillettes se trouvent en regard du ventricule gauche et les gros vaisseaux communiquent avec le ventricule droit. Les connexions deviennent concordantes grâce aux mouvements de rotation antihoraire et de translation à gauche du conus, après la régression de sa partie sous-aortique et l'effacement du sillon bulboventriculaire. L'artère pulmonaire se place alors en avant à droite et en haut. L'aorte vient à gauche et en arrière, et s'abaisse du fait de la croissance différentielle de la paroi du conus ; elle s'approche ainsi du futur ventricule gauche, après l'effacement du sillon bulboventriculaire. Il en résulte l'instauration de connexions concordantes entre oreillette droite-ventricule droit-artère pulmonaire et oreillette gauche-ventricule gauche-aorte. Le flux sanguin de la tricuspide arrive alors sur le flanc droit du septum interventriculaire et l'orifice proximal de l'aorte se trouve dans la continuité de la chambre de chasse du ventricule gauche (fig. 4.12).

Circulation cardiovasculaire

Les contraintes hémodynamiques et l'allongement des cardiomyocytes façonnent l'anatomie du cœur et permettent l'installation des caracté-

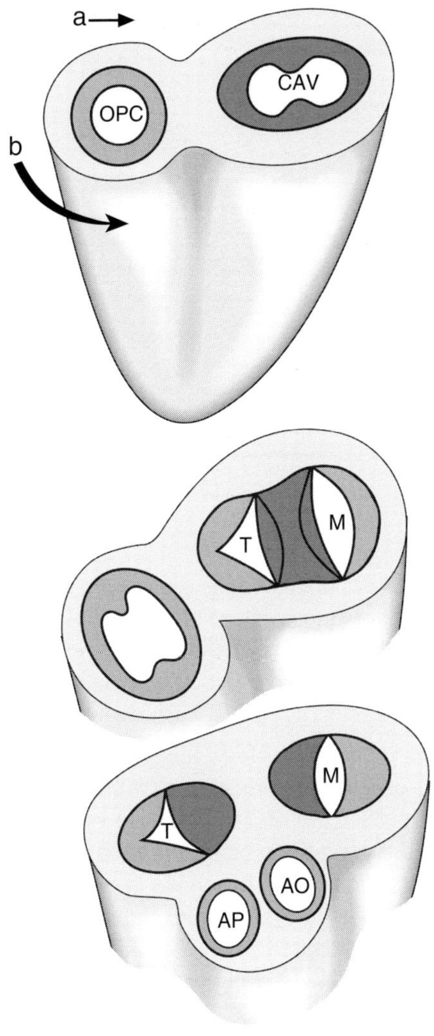

Fig. 4.12.
Mouvements de translation à gauche et de rotation antihoraire du conus, alignement des cloisons : schémas de coupes transversales du cœur passant par le canal atrioventriculaire (CAV) et l'orifice proximal du conus (OPC).
Les flèches indiquent les mouvements de translation **(a)** et de rotation antihoraire **(b).** AP : artère pulmonaire ; AO : aorte ; M : mitrale ; T : tricuspide.
D'après F. Encha-Razavi, E. Escudier. Embryologie humaine : de la molécule à la clinique. Masson, 4e éd.

ristiques morphologiques propres à chaque segment, caractérisée par une asymétrie droite-gauche (fig. 4.13).

Circulation embryonnaire

La circulation cardiovasculaire s'installe à partir de j22. Le flux sanguin s'écoule selon une orientation postéroantérieure, grâce aux contractions myocardiques qui deviennent de plus en plus rythmées et efficaces à partir de j22. Le sang fœtal, oxygéné au niveau des villosités placentaires, parvient au sinus veineux (pôle d'admission) par les veines ombilicales, puis passe dans l'oreillette primitive. Le passage du sang dans le ventricule primitif se fait par le canal atrioventriculaire. Le ventricule primitif pompe le sang dans le conus par l'orifice interventriculaire

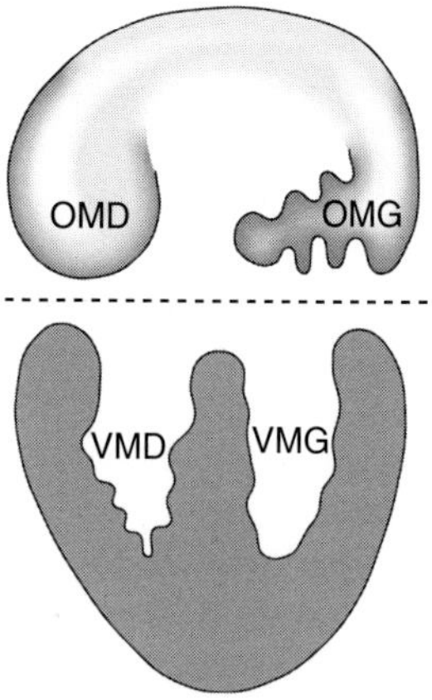

Fig. 4.13.
Identification du situs des segments cardiaques.
Vue extérieure des massifs auriculaires (haut) et coupe sagittale des ventricules (bas) : connexion concordante. OMG : oreillette de morphologie gauche ; OMD : oreillette de morphologie droite ; VMG : ventricule de morphologie gauche ; VMD : ventricule de morphologie droite.
D'après F. Encha-Razavi, E. Escudier. Embryologie humaine : de la molécule à la clinique. Masson, 4e éd.

primitif. Le conus se prolonge par le truncus (pôle d'éjection), avec lequel il forme le conotruncus. Le conotruncus est en continuité avec le sac aortique qui se prolonge par les aortes dorsales (fig. 4.5).

Circulation fœtale

La circulation sanguine, d'abord en « série » dans le TCP, devient « parallèle » dans le cœur fœtal, grâce à deux communications (shunts) physiologiques à l'entrée et à la sortie du cœur (foramen ovale ou canal de Botal et canal artériel). Ces communications égalisent les pressions de remplissage et d'éjection des ventricules. En raison de la résistance pulmonaire très élevée (10 fois la résistance systémique), la circulation pulmonaire est en grande partie court-circuitée. La presque totalité du sang éjecté par le ventricule droit dans l'artère pulmonaire retourne dans la circulation systémique par le canal artériel. La circulation de retour se fait par les veines caves dans l'oreillette droite, puis par le canal de Botal dans l'oreillette gauche et ensuite dans le ventricule gauche et l'aorte.

Chez le fœtus, le débit cardiaque (500 mL/min/kg) et la fréquence cardiaque (150/min) sont très élevés.

Circulation pulmonaire

La première respiration est à l'origine de modifications hémodynamiques brutales qui, sur le plan anatomique, se traduisent par la fermeture des shunts de la période prénatale (trou de Botal, canal artériel) et la séparation des deux circulations pulmonaire et systémique. L'instauration de la circulation pulmonaire après le premier cri augmente la pression de l'oreillette gauche par le retour veineux pulmonaire. Parallèlement, la section du cordon ombilical et l'arrêt de la circulation placentaire baissent la pression de la circulation de retour dans l'oreillette droite. Le gradient de pression évolue en faveur de l'oreillette gauche, ce qui applique le septum primum sur l'ostium secundum et ferme le foramen ovale. Dès lors, avec la baisse des résistances pulmonaires, le travail du ventricule droit diminue. Il éjecte avec un débit inchangé la même quantité de sang, mais à une pression abaissée. En revanche, le travail du ventricule gauche augmente, car il éjecte à plus forte pression un débit plus élevé (récupération de la circulation pulmonaire de retour). Il en résulte une modification du rapport des masses ventriculaires avec épaississement de la paroi du ventricule gauche. Ces transformations vont de pair avec des modifications importantes du myocarde fœtal qui devient plus contractile, avec une myosine de type mature. Les hormones thyroïdiennes et la stimulation sympathique interviennent dans la maturation des cellules myocardiques.

À RETENIR

▶ Les premiers vaisseaux et les cellules souches sanguines se forment par vasculogenèse, un processus propre à la période embryonnaire. La prolifération vasculaire et leur remodelage en réseau vasculaire s'obtient par angiogenèse, un processus embryologique qui peut se réactiver tout au long de la vie.

▶ La cardiogenèse débute par la formation d'un cœur tubulaire symétrique et non cloisonné vers la fin de la 3ᵉ semaine. Les modifications du tube cardiaque primitif surviennent entre la 4ᵉ et la 8ᵉ semaine et nécessitent un apport cellulaire extérieur, à partir des crêtes neurales rhombencéphaliques.

▶ En 4 semaines, le cœur tubulaire primitif connecté au système vasculaire est cloisonné en quatre cavités. La circulation sanguine devient effective à partir de j22. Les forces hémodynamiques jouent un rôle important dans le remodelage du cœur.

▶ L'oreillette primitive est cloisonnée par le septum interauriculaire formé par la fusion des septums primum et secundum. Le septum interauriculaire ménage, durant la vie fœtale, une communication interauriculaire (shunt droit-gauche) indispensable à la circulation cardiaque fœtale.

▶ La différenciation et la séparation des ventricules surviennent entre la 4ᵉ et la 8ᵉ semaine et dépendent des modifications du conus.

▶ Le conus contribue largement à la formation du ventricule droit. Il donne le massif du bulbus (ampoule droite), à l'origine du ventricule droit. La partie distale du conus se cloisonne en aorte et artère pulmonaire.

▶ Les ventricules sont séparés par la cloison interventriculaire formée d'une composante musculaire (septum inferius) et d'une composante fibreuse (septum membraneux).

▶ L'évolution du sinus veineux est dominée par l'involution de sa corne gauche et de la plupart des afférences gauches aux dépens du développement de sa corne droite.

▶ La circulation sanguine est «parallèle» dans le cœur fœtal, grâce à deux communications (shunts) physiologiques à l'entrée et à la sortie du cœur (foramen ovale ou canal de Botal et canal artériel). Ces communications égalisent les pressions de remplissage et d'éjection des ventricules.

▶ En raison de la résistance pulmonaire très élevée (10 fois la résistance systémique), la circulation pulmonaire est en grande partie court-circuitée chez le fœtus. La presque

▶

totalité du sang éjecté par le ventricule droit dans l'artère pulmonaire retourne dans la circulation systémique par le canal artériel. La circulation de retour se fait par les veines caves dans l'oreillette droite, puis par le canal de Botal dans l'oreillette gauche et ensuite dans le ventricule gauche et l'aorte.

▶ La première respiration est à l'origine de modifications hémodynamiques brutales qui, sur le plan anatomique, se traduisent par la fermeture des shunts de la période prénatale (trou de Botal, canal artériel) et la séparation des deux circulations pulmonaire et systémique. L'instauration de la circulation pulmonaire après le premier cri augmente la pression de l'oreillette gauche par le retour veineux pulmonaire. Parallèlement, la section du cordon ombilical et l'arrêt de la circulation placentaire baissent la pression de la circulation de retour dans l'oreillette droite. Le gradient de pression évolue en faveur de l'oreillette gauche, ce qui applique le septum primum sur l'ostium secundum et ferme le foramen ovale.

▶ Le contrôle de la cardiogenèse repose sur une cascade moléculaire redondante et interactive, qui fait intervenir une combinaison de gènes effecteurs/modulateurs conservés durant l'évolution (*GATA4*, *TBX1-5*, *hand1-2*...).

▶ L'approche embryologique permet une meilleure compréhension et prise en charge des malformations cardiaques qui touchent 1 enfant sur 150 à la naissance.

Tube digestif

5

Formation de l'intestin primitif
Devenir de l'intestin primitif

Le tube digestif et ses glandes annexes sont d'origine endodermique et mésodermique. L'ébauche du tube digestif primitif se forme lors de la délimitation (4e semaine) à partir de la vésicule vitelline secondaire (voir le chapitre 1). Il donne la totalité de l'appareil digestif (tube digestif et glandes annexes) ainsi que l'appareil respiratoire (voir le chapitre 6).

Le tube digestif primitif est tapissé d'endoderme, entouré de mésoderme (splanchnopleure). L'endoderme est à l'origine des épithéliums de revêtement et glandulaire du tube digestif et de l'appareil respiratoire. Sa différenciation est adaptée aux fonctions de chaque niveau (protection mécanique, absorption, sécrétion). Les autres tuniques (chorion, tuniques musculaires, séreuses/adventices) dérivent de la splanchnopleure.

L'ensemble des structures digestives est en place à partir de la 22e semaine. Cependant, certaines fonctions de sécrétion (enzymes pancréatiques, sels biliaires) restent immatures à la naissance. Le liquide amniotique dégluti est absorbé par la muqueuse intestinale. Les cellules dégluties et le mucus sécrété par les glandes forment le méconium (première selle) qui s'accumule dans l'ampoule rectale et n'est normalement émis que dans les heures qui suivent la naissance.

Formation de l'intestin primitif

Mise en place du tube digestif primitif

Au cours de la délimitation, les mouvements d'enroulement internalisent une portion de la vésicule vitelline qui forme le tube digestif primitif. Le tube digestif primitif reste relié à la partie extraembryonnaire de la vésicule vitelline (vésicule ombilicale) par le canal vitellin (fig. 5.1).

Le tube digestif primitif est initialement fermé à ses extrémités céphalique et caudale, respectivement par les membranes pharyngienne et cloacale. La membrane pharyngienne se résorbe à la 4e semaine et permet la communication entre la bouche primitive (stomodaeum) et la cavité amniotique. La membrane cloacale se résorbe à la 10e semaine.

Différenciation des tuniques du tube digestif

L'endoderme donne le revêtement épithélial et les glandes annexes du tube digestif, alors que la splanchnopleure est à l'origine de la musculeuse et des séreuses/adventices.

Muqueuse

La différenciation des divers segments de l'intestin se fait dans le sens craniocaudal, sous l'effet d'un gradient d'expression des gènes *Hox*. Initialement, tout le long du tube digestif, l'épithélium est indifférencié, soulevé par des replis mésenchymateux qui comblent la lumière

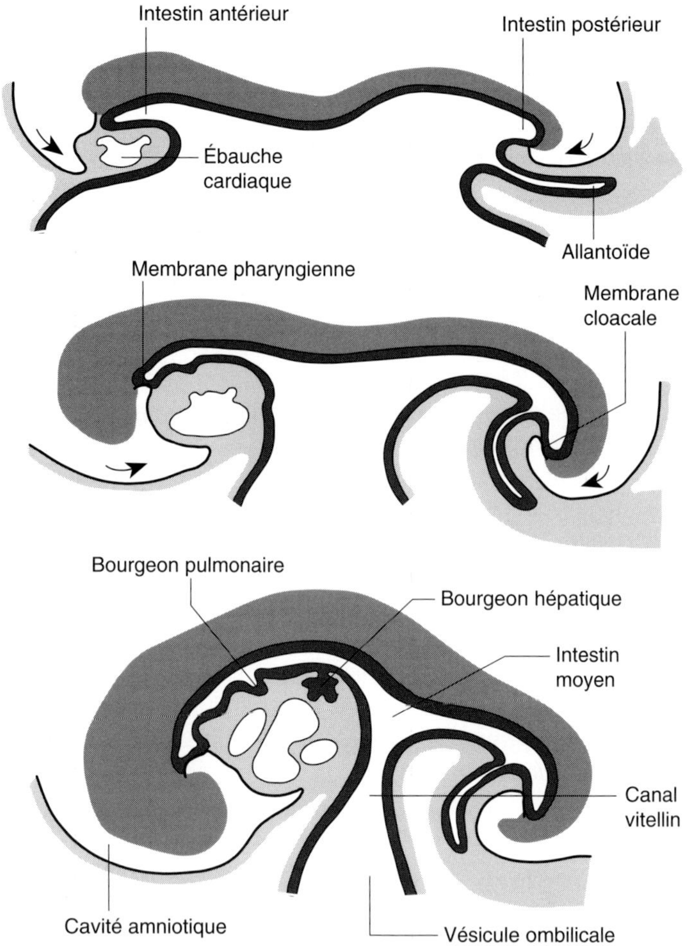

Fig. 5.1.
Mise en place de l'intestin primitif.

intestinale. Les replis se résorbent et sont remplacés par des villosités qui se développent dès les 9e et 10e semaines sur toute la longueur de l'intestin primitif, mais ne persistent que dans l'intestin grêle. Les villosités sont centrées par un axe conjonctivovasculaire et bordées par un épithélium cylindrique simple composé d'entérocytes et de cellules glandulaires. Dès la 12e semaine, les entérocytes acquièrent des propriétés d'absorption.

Musculeuse et innervation

La musculeuse dérive du mésoderme splanchnique. Les myoblastes se différencient en premier au contact de la muqueuse et forment la couche circulaire interne de la musculeuse. La couche longitudinale externe se différencie dans un deuxième temps.

L'innervation végétative intrinsèque de la musculeuse provient des crêtes neurales (voir le chapitre 9). Les cellules des crêtes neurales migrent dans le mésoderme splanchnique vers la 8e semaine, en direction caudale, et colonisent l'ensemble du tube digestif à la 11e semaine. Les neuroblastes s'intercalent entre les deux couches de la musculeuse et forment les plexus myentériques (d'Auerbach et de Meissner) qui contrôlent le relâchement des fibres musculaires lisses du tube digestif. Des contractions péristaltiques sont décelables au niveau de la paroi digestive dès la 10e semaine.

Devenir de l'intestin primitif

L'intestin primitif est divisé en trois segments par des repères anatomiques : l'intestin antérieur, moyen et postérieur (fig. 5.2). L'intestin antérieur va de la membrane pharyngienne au bourgeon hépatique inclus. L'ébauche respiratoire le partage en une partie crâniale et une caudale (voir le chapitre 6). L'intestin moyen débute après le bourgeon hépatique et se termine à la jonction des deux tiers antérieurs et du tiers postérieur du côlon transverse (repère déterminé par un changement de vascularisation). L'intestin postérieur s'étend de cette zone à la membrane cloacale. Leurs dérivés sont résumés en fig. 5.2. Le devenir de ces segments est sous le contrôle de facteurs de transcription comme le HNF3β (*hepatocyte nuclear factor* 3β) qui oriente le développement des segments antérieur et moyen du tube digestif, mais qui n'intervient pas dans le développement du segment postérieur.

Dérivés de l'intestin antérieur

Intestin pharyngien

La partie crâniale de l'intestin antérieur ou intestin pharyngien forme l'appareil branchial et entre dans la constitution de la face et du cou.

L'appareil pharyngien (ou branchial, par analogie avec le système branchial des poissons) est fait d'une succession de cinq arcs pharyngiens – numérotés de 1 à 6 d'avant en arrière, le 5e arc n'est pas identifié chez l'homme. Les arcs sont visibles sur la face latéroventrale de l'embryon (fig. 5.3). L'appareil branchial se forme entre j22 et j30 à partir de l'intestin pharyngien. L'intestin pharyngien constitue l'axe de l'appareil branchial, entouré par du tissu mésenchymateux puis par l'ectoderme de surface. L'endoderme de l'intestin pharyngien émet latéralement quatre évaginations endodermiques ou poches pharyngiennes (numérotées de 1 à 4), qui s'enfoncent dans le mésenchyme environnant. En regard de chaque poche pharyngienne, l'ectoderme de surface s'invagine dans le mésoderme et forme une fente pharyngienne ectodermique, également numérotée de 1 à 4. Les poches et fentes pharyngiennes délimitent les arcs pharyngiens, irrigués par les branches des arcs aortiques correspondants (voir le chapitre 4) et innervés par les nerfs crâniens selon une organisation résumée par le tableau 5.I.

Le devenir de l'appareil branchial est marqué par une différenciation régionale concordante des fentes, poches et arcs pharyngiens (fig. 5.4). À chaque niveau, le tissu mésenchymateux donne la charpente ostéocartilagineuse.

Les muscles, dont l'innervation est systématisée, proviennent des somites (tableau 5.I). Les cellules des crêtes neurales forment l'ectomésenchyme à l'origine de la charpente squelettique des arcs (résumés par le tableau 5.II). La vascularisation de chaque arc est assurée par les branches des arcs aortiques correspondantes (voir le chapitre 4).

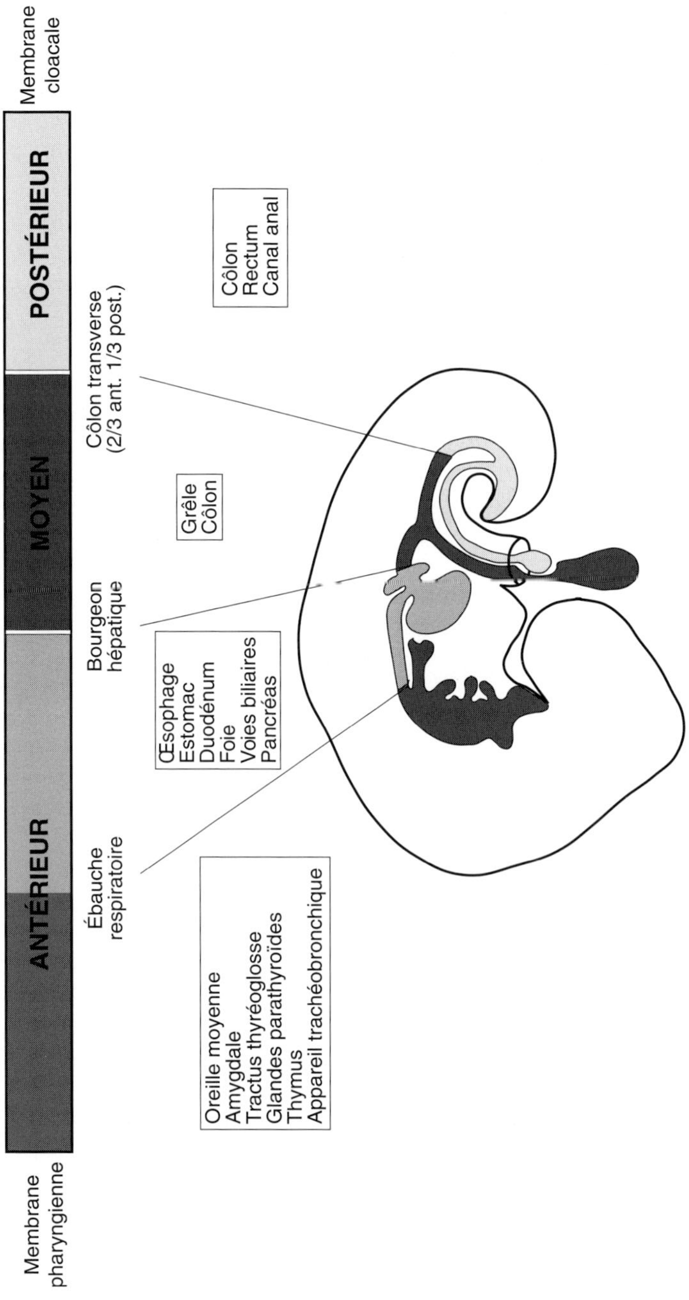

Fig. 5.2.
Devenir des différents segments de l'intestin primitif.

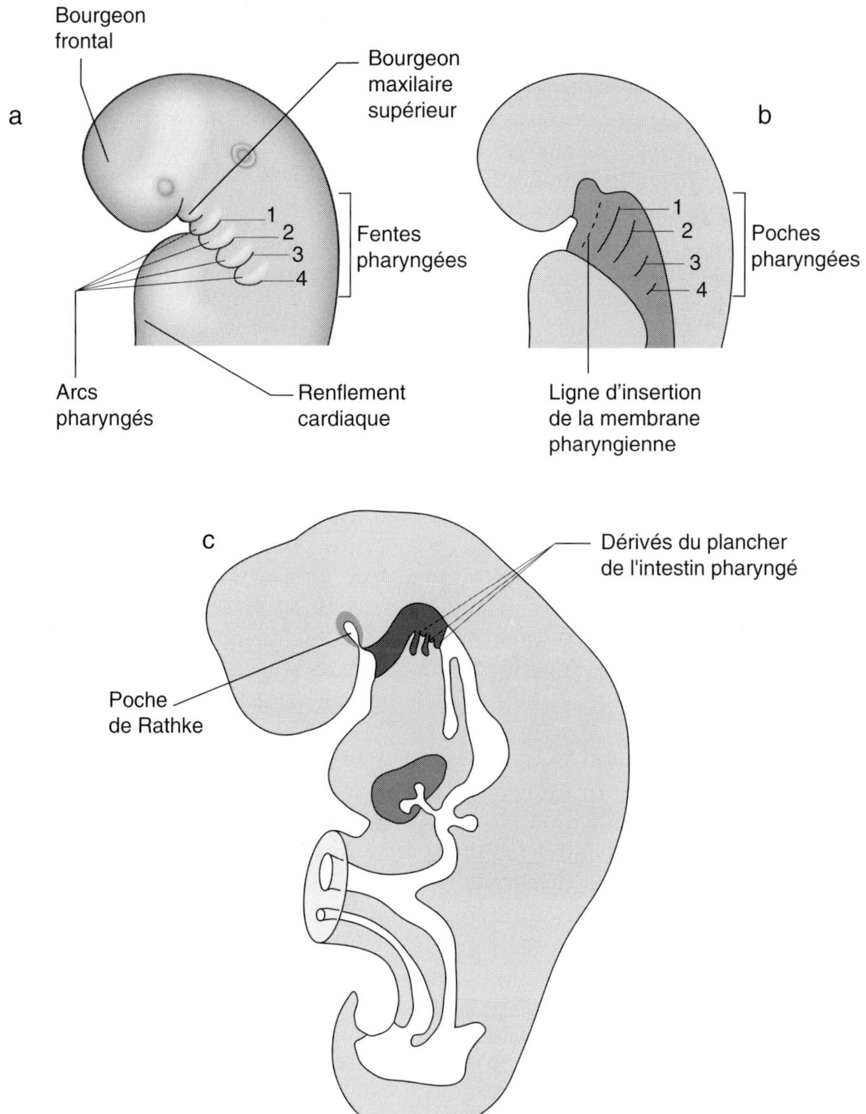

Fig. 5.3.
Appareil branchial (pharyngé), vers la 5e semaine.
a. Fentes pharyngées. **b.** Poches pharyngées. **c.** Dérivés de l'intestin pharyngé.

Portion caudale

Œsophage

Dès la 4e semaine, l'œsophage se sépare du diverticule respiratoire. Il s'allonge avec la formation du cou et la migration du bloc cœur-poumon. L'épithélium œsophagien, initialement prismatique cilié, devient malpighien stratifié vers la 20e semaine.

Tableau 5.I. **Vascularisation et innervation des arcs pharyngés.**

Arc pharyngé	Arc aortique	Innervation
1	Artère maxillaire	Nerf trijumeau (V)
2	Artère corticotympanique	Nerf facial (VII)
3	Artère carotide commune	Nerf glossopharyngien (IX)
4	Crosse de l'aorte	Nerf vague (X)
5	Canal artériel	Nerf vague (X)

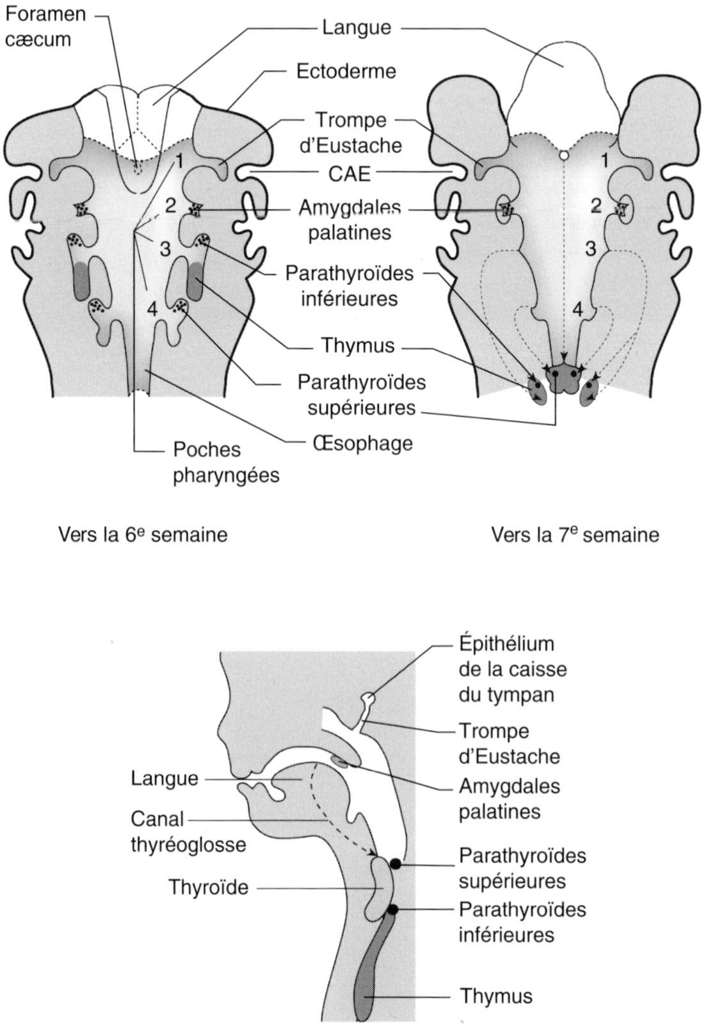

Fig. 5.4.
Principaux dérivés de l'intestin pharyngien.
CAE : conduit auditif externe

Tableau 5.II. **Dérivés de l'appareil branchial.**

Appareil branchial	1er	2e	3e	4e	6e
Fente pharyngée	Conduit auditif externe Tympan (versant externe)	Régression	Régression	Régression	
Arc pharyngé	Mandibule Marteau Enclume	Étrier Apophyse styloïde Os hyoïde supérieur	Os hyoïde inférieur	Cartilages du larynx	Cartilages du larynx
Poche pharyngée	Épithélium de l'oreille moyenne, de la trompe d'Eustache	Amygdales palatines	Parathyroïdes inférieures Thymus	Parathyroïdes supérieures Corps ultimobranchial	

Estomac

L'estomac se forme vers la 5e semaine par dilatation de l'intestin antérieur. Il comporte deux faces, gauche et droite, qui, après rotation de 90°, deviennent respectivement les faces antérieure et postérieure (fig. 5.5). Cette rotation met en place l'arrière-cavité des épiploons. Les bords de l'estomac croissent de manière inégale, et forment la grande et la petite courbure. Le pylore se déplace en haut et à droite et le cardia en bas et à gauche, donnant à l'estomac son axe oblique définitif. L'estomac est relié à la paroi postérieure par le mésogastre dorsal à l'intérieur duquel se développe la rate.

La prolifération et la différenciation des cellules épithéliales gastriques sont contrôlées par des facteurs de croissance présents dans le liquide

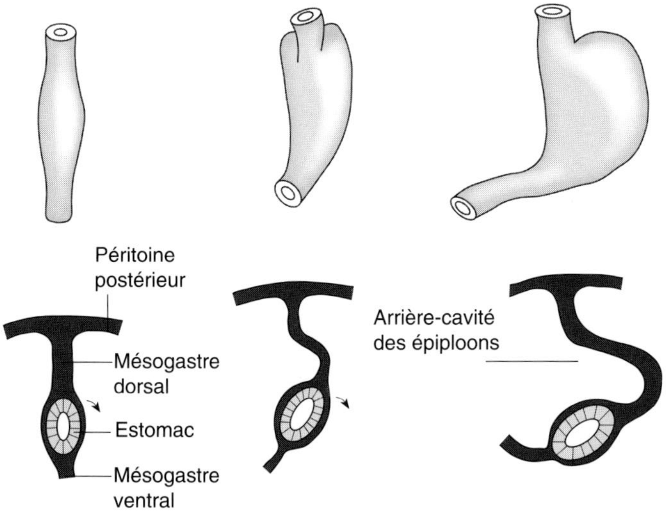

Fig. 5.5.
Mise en place de l'estomac.

amniotique (*epidermal growth factor* [EGF]) ou sécrétés par les cellules endodermiques (*transforming growth factor* α [TGFα]).

Duodénum

La première portion du duodénum dérive de la partie terminale de l'intestin antérieur. Il devient rétropéritonéal par fusion de son mésentère dorsal avec le péritoine pariétal postérieur.

Foie et voies biliaires

Le foie, la vésicule biliaire et les voies biliaires sont d'origine à la fois endodermique et mésodermique. L'ébauche hépatique (lame hépatique) apparaît vers j22 sous forme d'un épaississement de la paroi ventrale du duodénum (fig. 5.6). En quelques jours, la lame hépatique forme le diverticule hépatique qui pénètre dans le septum transversum – tissu mésenchymateux en avant de l'aire cardiaque (voir le chapitre 1). Le septum transversum donne le tissu conjonctif intrahépatique, les sinu-

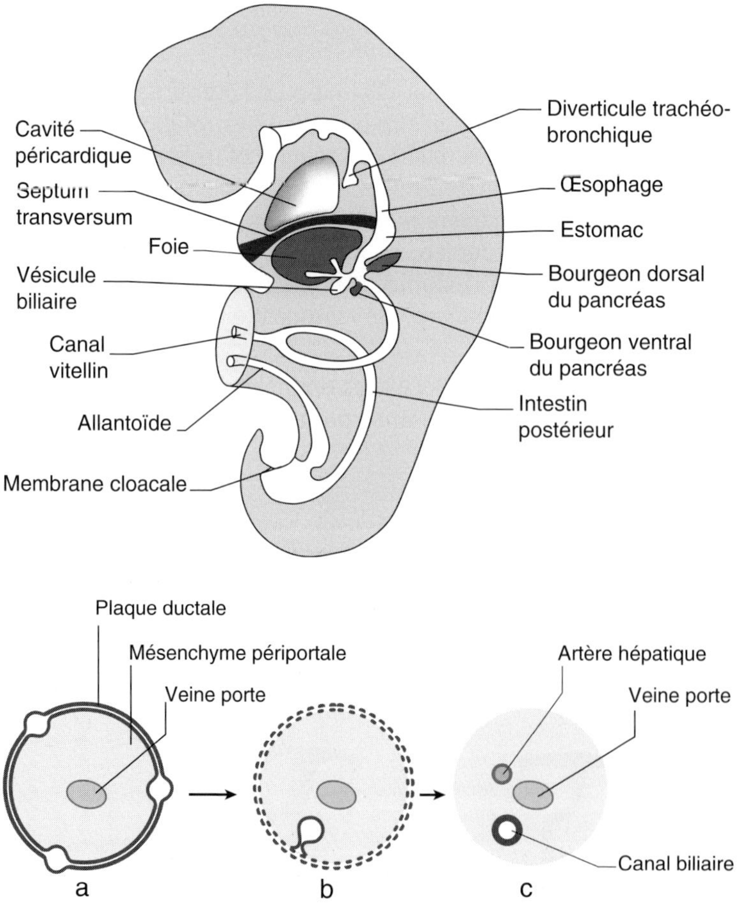

Fig. 5.6.
Ébauches hépatobiliaires et pancréatiques (à environ 35 jours).
a,b,c. Différents stades de mise en place de l'espace porte.

soïdes hépatiques et les cellules de Küpffer. Le diverticule hépatique donne deux contingents de cellules épithéliales à l'origine des travées hépatocytaires et des canaux biliaires intrahépatiques.

La formation des canaux biliaires intrahépatiques se fait en synergie avec le développement du système porte intrahépatique et relève d'interactions épithéliomésenchymateuses. La partie distale du diverticule hépatique reste reliée au tube digestif et forme le canal cholédoque qui émet un bourgeon indépendant à l'origine de la vésicule biliaire et du canal cystique.

Pancréas

Le pancréas se forme à partir de deux bourgeons endodermiques distincts, provenant du duodénum (fig. 5.6). Le bourgeon pancréatique dorsal naît à l'opposé du bourgeon hépatique. Le bourgeon pancréatique ventral apparaît sous le bourgeon hépatique, contourne par l'arrière le duodénum et rejoint le bourgeon dorsal. Le canal pancréatique définitif (conduit pancréatique principal, anciennement canal de Wirsung) s'abouche dans le duodénum avec le canal cholédoque au niveau de la grande caroncule. Le conduit pancréatique accessoire (canal de Santorini) s'abouche dans le duodénum au niveau de la petite caroncule (fig. 5.7). De même que le duodénum adjacent, le pancréas devient rétropéritonéal.

Les îlots de Langerhans se développent dans le parenchyme pancréatique à partir de la 10e semaine. Le facteur de transcription ISL1 régule l'expression du gène de l'insuline dont la sécrétion débute vers la 20e semaine.

Dérivés de l'intestin moyen

L'intestin moyen s'étend du duodénum (après l'origine du cholédoque) jusqu'au côlon transverse (jonction deux tiers antérieurs-tiers postérieur).

Formation de l'anse intestinale

La mise en place de ce segment du tube digestif est caractérisée par son allongement rapide aboutissant à la constitution de l'anse intestinale primitive (fig. 5.8). L'anse communique par le canal vitellin avec la vésicule ombilicale. L'artère mésentérique supérieure constitue l'axe anatomique de l'anse intestinale et sépare les branches crâniale et caudale.

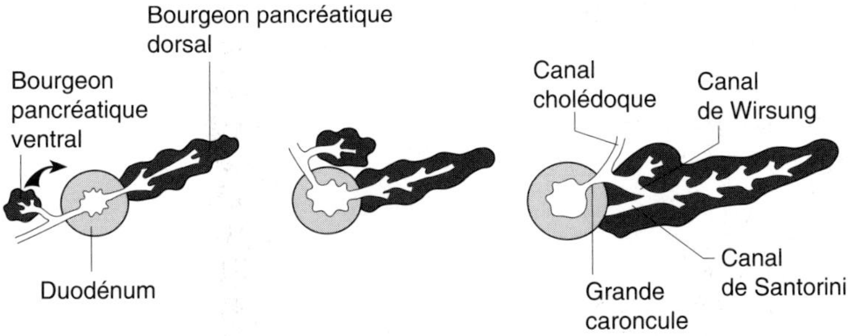

Fig. 5.7. **Pancréas (coupes schématiques vers la 6e semaine).**

La branche crâniale de l'anse donne la fin du duodénum, le jéjunum et une partie de l'iléum (ou iléon). La branche caudale donne le reste de l'iléum, le cæcum, l'appendice, le côlon ascendant et les deux premiers tiers du côlon transverse. La jonction entre les deux branches est reconnaissable lorsqu'il persiste une partie du canal vitellin sous forme du diverticule de Meckel.

Rotation de l'anse intestinale

Du fait de l'allongement rapide de l'intestin moyen, la cavité abdominale devient temporairement trop petite pour le contenir. Il en résulte, entre la 6e et la 10e semaine, une hernie physiologique dans le cœlome externe du cordon ombilical.

Dans le même temps, l'anse intestinale accomplit une rotation autour de l'axe de l'artère mésentérique supérieure (vue en avant, de 270° dans le sens inverse des aiguilles d'une montre) [fig. 5.8].

Vers la fin de la 10e semaine, l'intestin moyen réintègre l'abdomen et prend son emplacement définitif. Cette réintégration est en rapport

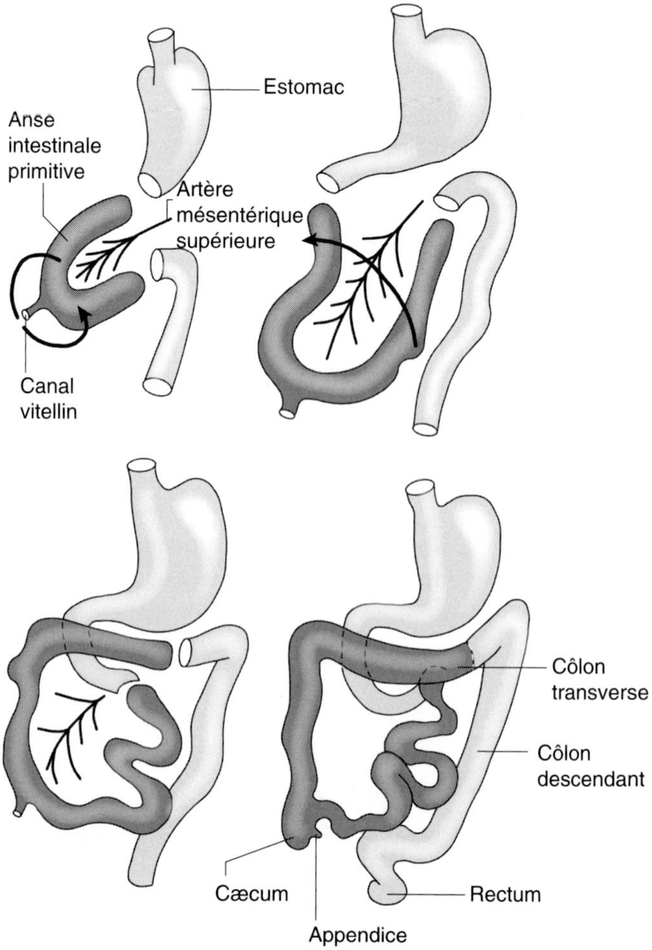

Fig. 5.8.
Évolution de l'intestin moyen.

avec la régression du mésonéphros, le ralentissement de la croissance du tube digestif et la croissance de la cavité abdominale. La réintégration de l'intestin débute par la partie proximale du jéjunum qui se place à gauche dans l'abdomen. Les autres anses puis le cæcum se rangent ensuite à droite. Le cæcum et l'appendice initialement situés dans le quadrant supérieur droit de l'abdomen descendent dans la fosse iliaque droite (fig. 5.8). Des accolements péritonéaux fixent les segments digestifs dans cette position.

Dérivés de l'intestin postérieur

L'intestin postérieur s'étend du tiers postérieur du côlon transverse jusqu'à la membrane cloacale. Il donne la fin du côlon transverse, le côlon descendant, le sigmoïde, le rectum et la partie supérieure du canal anal.

La partie terminale de l'intestin postérieur débouche dans le cloaque où s'abouche également le diverticule allantoïdien (fig. 5.9). L'endoderme qui tapisse le cloaque est en contact direct avec l'ectoderme de la membrane cloacale. Le septum urorectal descend en direction caudale et cloisonne le cloaque en deux : le sinus urogénital en avant, le canal anorectal en arrière. Le septum atteint la membrane cloacale et la partage en deux parties, urogénitale en avant et anale en arrière. Le mésoderme de l'éminence caudale entoure la membrane cloacale et donne les sphincters et muscles périnéaux (fig. 5.10). La membrane anale se résorbe et le rectum s'ouvre à l'extérieur. La partie supérieure du canal anal est d'origine endodermique, tandis que son tiers inférieur est d'origine ectodermique.

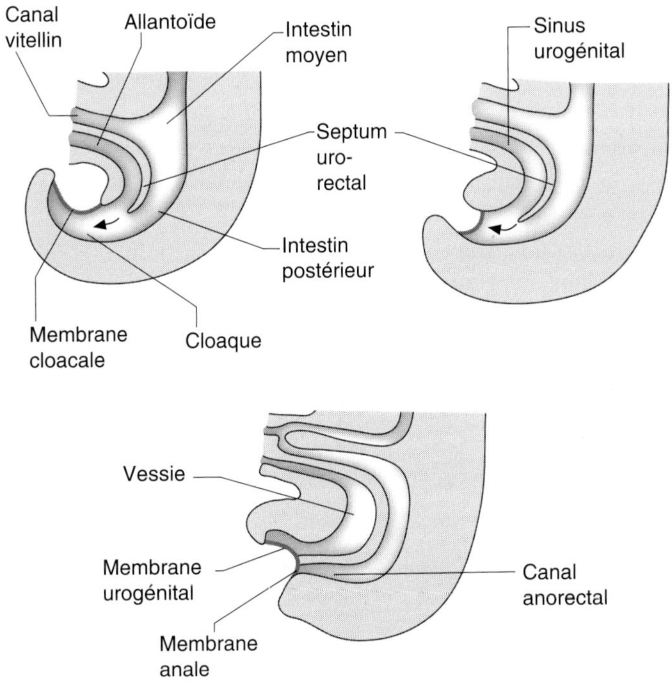

Fig. 5.9.
Évolution du cloaque.

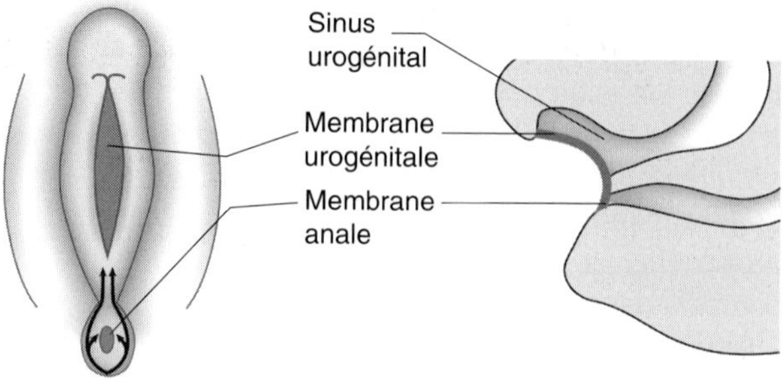

Fig. 5.10.
Évolution de la membrane cloacale.
Les flèches indiquent les poussées mésenchymateuses.

À RETENIR

▶ L'ébauche du tube (tube digestif primitif) se forme à partir de la vésicule vitelline secondaire. Il donne la totalité de l'appareil digestif (tube digestif et glandes annexes) ainsi que l'appareil respiratoire.

▶ Le tube digestif et ses glandes annexes sont d'origine endodermique et mésodermique. L'endoderme est à l'origine des épithéliums de revêtement et glandulaire du tube digestif ainsi que de l'appareil respiratoire. Sa différenciation est adaptée aux fonctions de chaque niveau (protection mécanique, absorption, sécrétion). L'innervation végétative intrinsèque de la musculeuse provient des crêtes neurales.

▶ Le tube digestif primitif est initialement fermé à ses extrémités céphalique et caudale, respectivement par les membranes pharyngienne et cloacale. La membrane pharyngienne se résorbe à la 4e semaine et la membrane cloacale se résorbe à la 10e semaine.

▶ La partie crâniale de l'intestin antérieur ou intestin pharyngien forme l'appareil branchial et entre dans la constitution de la face et du cou.

▶ Du fait de l'allongement rapide de l'intestin moyen, la cavité abdominale devient temporairement trop petite pour le contenir. Il en résulte, entre la 6e et la 10e semaine, une hernie physiologique dans le cœlome externe du cordon ombilical.

▶ Le cloaque est cloisonné en sinus urogénital et en canal anorectal. Le mésoderme de l'éminence caudale entoure la membrane cloacale et donne les sphincters et muscles périnéaux.

▶ Le liquide amniotique est dégluti et absorbé par la muqueuse intestinale. Les cellules dégluties et le mucus sécrété par les glandes forment le méconium (première selle) qui s'accumule dans l'ampoule rectale et n'est normalement émis que dans les heures suivant la naissance.

Appareil respiratoire

6

Développement de l'appareil respiratoire
Maturation fonctionnelle pulmonaire
Formation des cavités pleurales et du diaphragme
Contrôle du développement pulmonaire

L'ébauche pulmonaire d'origine endodermique dérive de l'intestin primitif. Les voies aériennes se mettent en place par ramifications successives du bourgeon trachéobronchique entouré par du mésoderme. Cette étape initiale est suivie par une phase de différenciation des cellules endodermiques et mésodermiques et par l'installation de la barrière alvéolocapillaire.

La mise en place de l'appareil respiratoire dépend d'interactions réciproques entre le compartiment épithélial (endodermique) et mésenchymateux (mésodermique). À la naissance, grâce aux échanges gazeux alvéolocapillaires, le poumon prend en charge en quelques secondes la fonction d'hématose, assurée tout au long de la grossesse par le placenta.

Développement de l'appareil respiratoire

L'appareil respiratoire a une dualité embryologique : endodermique (cellules épithéliales trachéobronchiques, alvéolaires et des glandes annexes) et mésodermique (cartilage, muscle lisse, vaisseaux, tissu interstitiel). La formation des alvéoles pulmonaires débute en fin de grossesse et se poursuit plusieurs années après la naissance, accroissant les surfaces d'échanges gazeux.

Arbre respiratoire

L'ébauche pulmonaire apparaît sous la forme d'un diverticule longitudinal sur la face ventrale du tube digestif primitif (intestin antérieur) vers j24–j26. Initialement, ce diverticule communique avec le tube digestif dont il s'isole après la mise en place de la cloison œsotrachéale. Le diverticule est à l'origine de la trachée, qui se bifurque au début de la 5e semaine, successivement en deux bourgeons latéraux (bronches souches droite et gauche), puis en bronches lobaires (trois à droite et deux à gauche) [fig. 6.1]. Au total, 23 générations de divisions dichotomiques se succèdent au cours du développement pulmonaire.

Les bourgeons, accompagnés d'une composante mésodermique, se développent dans la cavité cœlomique (futures cavités pleurales) [fig. 6.2]. Vers la 25e semaine, les bronches de 17e ordre sont en place, les six autres divisions bronchiques ont lieu à la période postnatale. Les artères pulmonaires, issues du 6e arc aortique, sont situées dans le mésenchyme entourant l'ébauche épithéliale ; elles suivent le développement des conduits aériens et se divisent avec eux. Les veines pulmonaires proviennent d'une évagination de la partie sinoatriale du tube cardiaque primitif.

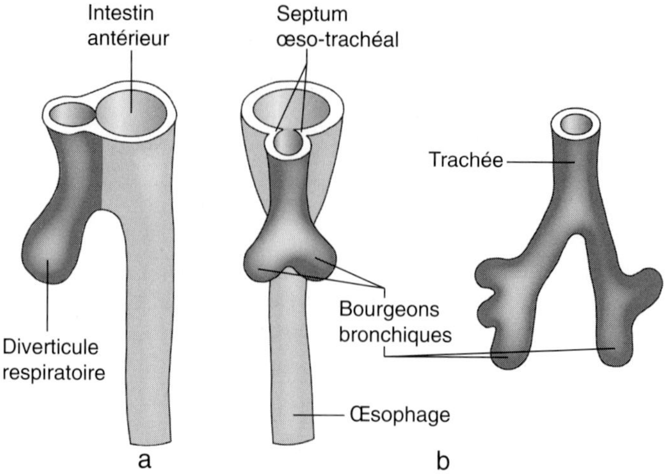

Fig. 6.1.
Mise en place des bourgeons pulmonaires.
a. Intestin primitif (vers la 6e semaine).
b. Cloison œsotrachéale et premières divisions bronchiques.

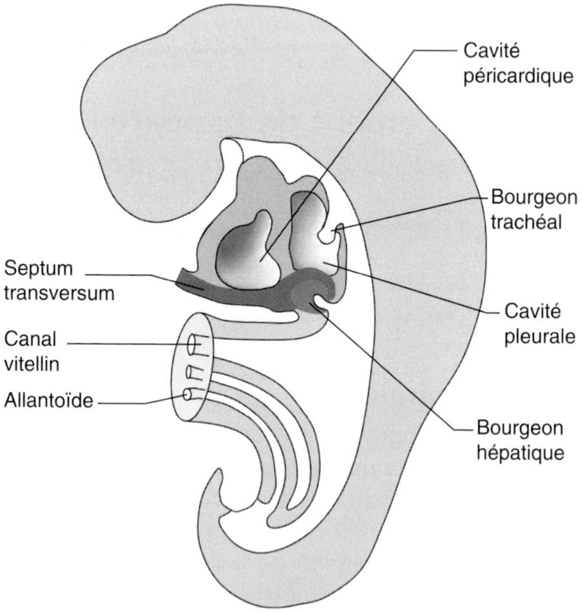

Fig. 6.2.
Visualisation schématique de la cavité thoracique (vers la 5e semaine).

Stades du développement pulmonaire

Chaque stade du développement pulmonaire est individualisé selon des critères morphologiques et fonctionnels : le stade embryonnaire est suivi des stades pseudoglandulaire, canaliculaire, sacculaire et alvéolaire, qui se succèdent dans le temps avec un certain chevauchement (fig. 6.3).

Le stade embryonnaire (de la 4e à la 6e semaine) est marqué par l'émergence du bourgeon trachéobronchique et de ses premières divisions. Leur lumière est tapissée d'un épithélium pseudostratifié d'origine endodermique, composé à ce stade de cellules cylindriques indiffé-

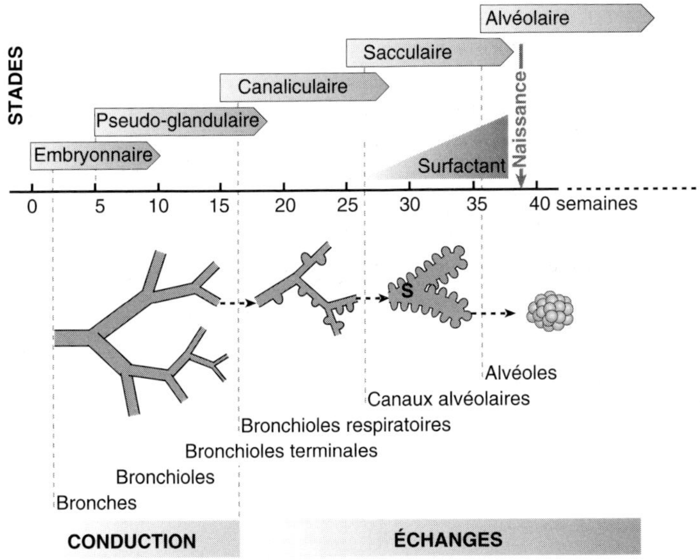

Fig. 6.3.
Principaux événements du développement de l'appareil respiratoire.

renciées. L'épithélium est séparé du mésenchyme sous-jacent par une membrane basale épaisse. Les interactions entre cellules épithéliales et mésenchymateuses sont nécessaires aux divisions bronchiques. À la fin de ce stade, les cellules mésenchymateuses qui entourent la trachée se différencient en cellules cartilagineuses.

Le stade pseudoglandulaire (de la 6e à la 16e semaine) fait référence à l'aspect histologique du poumon, évocateur d'une glande acineuse exocrine. Ce stade est caractérisé par la poursuite des divisions dichotomiques des ramifications bronchiques, accompagnées des artères pulmonaires. Il aboutit à la mise en place de tout l'arbre bronchique et vasculaire préacinaire. Les cellules ciliées et les cellules à mucus se différencient de manière proximodistale. Des battements ciliaires sont observés dès la 10e semaine. Les cellules neuroendocrines apparaissent dans l'épithélium à ce stade. Un tissu interstitiel épais sépare les cellules épithéliales des voies aériennes terminales des capillaires. Des cellules mésenchymateuses se différencient en cellules musculaires lisses.

Le stade canaliculaire (de la 15e à la 25e semaine) marque la naissance de l'acinus pulmonaire, la différenciation des cellules épithéliales distales et le début de la synthèse du surfactant. Les bronchioles terminales continuent à se ramifier en bronchioles respiratoires, puis canaux alvéolaires. L'acinus pulmonaire, unité fonctionnelle respiratoire, correspond à l'ensemble des dérivés d'une bronchiole terminale. L'épithélium respiratoire s'amincit avec l'apparition de cellules sécrétoires contenant, à la fin de cette période, des corps lamellaires (premier signe de la synthèse de surfactant par les futurs pneumocytes II). La vascularisation s'accroît, les capillaires s'organisent en réseau autour des canaux alvéolaires et se rapprochent de l'épithélium respiratoire.

Le stade sacculaire (de la 24e à la 36e semaine) est dominé par la maturation fonctionnelle de la barrière air-sang. Les canaux alvéolaires donnent naissance aux saccules. Dans les saccules, le nombre de pneumocytes augmente, le tissu interstitiel diminue avec amincissement progressif de la barrière alvéolocapillaire, où le rapprochement des capillaires et des pneumocytes I prépare aux échanges gazeux. Le surfactant est sécrété par les pneumocytes II vers la 32e semaine. Dès lors, le poumon fœtal devient fonctionnel, mais son immaturité expose le prématuré au risque de détresse respiratoire. Le tissu pulmonaire continue à croître par addition en périphérie de nouvelles générations bronchiques et par division des saccules.

Le stade alvéolaire débute au cours des dernières semaines de la vie fœtale (à partir de la 36e semaine) et se poursuit plusieurs années après la naissance. La maturation du tissu pulmonaire comporte des phénomènes d'alvéolisation et de remodelage vasculaire qui se prolongent pendant les 3 premières années de la vie et qui augmentent les surfaces d'échanges. Le nombre d'alvéoles à la naissance est bien inférieur à celui de l'âge adulte (1/8 environ).

Maturation fonctionnelle pulmonaire

Les stimulus mécaniques engendrés par la mobilisation du liquide présent dans les voies aériennes et les mouvements respiratoires jouent un rôle dans le développement de l'appareil respiratoire.

Rôle du liquide pulmonaire

Le liquide pulmonaire provient des sécrétions des cellules pulmonaires et de transfert d'eau et d'électrolytes à travers l'endothélium des capillaires et l'épithélium des voies aériennes. Ce liquide, dégluti ou rejeté dans la cavité amniotique, constitue 20 à 30 % du volume du liquide amniotique. Sa production continue maintient une pression positive (2 à 3 mmHg) à l'intérieur du poumon fœtal et intervient dans la détermination de la taille des saccules et des alvéoles, ainsi que dans l'amincissement des parois alvéolaires. À la naissance, la présence de liquide dans les voies aériennes facilite la pénétration de l'air à la première respiration.

Rôle du surfactant

Le surfactant est une substance lipoprotéique tensioactive qui empêche l'affaissement des alvéoles à l'expiration. Le surfactant est composé de protéines (10 à 20 %) et de lipides (80 à 90 % de phospholipides, support des propriétés tensioactives). Sa biosynthèse a lieu dans les pneumocytes II à partir de la 20e semaine. Jusqu'à 34–35 semaines, la production est faible et la majorité des phospholipides restent intracellulaires. La composition en acides gras du surfactant (rapport lécithine/sphingomyéline) se modifie en fin de grossesse et reflète la maturation pulmonaire. Différentes hormones stimulent la synthèse du surfactant, en particulier les glucocorticoïdes. En cas de menace d'accouchement prématuré, l'administration maternelle de glucocorticoïdes permet d'accélérer la maturation pulmonaire et peut prévenir une détresse respiratoire néonatale par insuffisance en surfactant (maladie des membranes hyalines). L'administration locale de surfactant artificiel est utilisée pour traiter les détresses respiratoires du prématuré.

Circulation pulmonaire fœtale

Les vaisseaux pulmonaires, qui ont durant la vie fœtale une lumière étroite et une paroi épaisse, opposent une résistance importante à la circulation pulmonaire. Le nombre de vaisseaux augmente au cours du développement pulmonaire et leurs résistances diminuent progressivement jusqu'à terme. En début de grossesse, 3 % du débit ventriculaire emprunte la circulation pulmonaire; en fin de grossesse, ce débit est d'environ 10 %.

Mouvements respiratoires fœtaux

Il existe trois types de mouvements respiratoires chez le fœtus : le hoquet, des mouvements rapides et superficiels variables en amplitude et fréquence, des *gasps* rares et profonds (environ 1 à 3 par minute). Les mouvements rapides sont observés à partir de la 15e semaine pendant le sommeil paradoxal, mobilisant une quantité minime de liquide trachéal. Une anoxie sévère provoque des *gasps* profonds et répétés, responsables d'une inhalation de liquide amniotique. Au terme de 36 semaines, les mouvements respiratoires sont analogues à ceux du nouveau-né. Les mouvements respiratoires sont modulés par divers facteurs. Ils sont diminués parfois jusqu'à l'arrêt, par l'infection, l'hypoglycémie ou des médicaments (barbituriques, morphine, prostaglandines); en revanche, ils sont augmentés après les repas maternels. La « respiration *in utero* » n'a, bien entendu, aucun rôle dans les échanges gazeux, mais elle « entraîne » les muscles respiratoires.

Formation des cavités pleurales et du diaphragme

Les cavités pleurales, comme les cavités péricardiques et péritonéales, dérivent du cœlome intraembryonnaire, délimité par les lames latérales (voir le chapitre 1). Le septum transversum sépare l'étage thoracique de l'étage abdominal et participe à la formation du diaphragme.

Formation des cavités pleurales

La partie antérieure du cœlome intraembryonnaire, nommée « cavité péricardique primitive », ne contient initialement que l'ébauche cardiaque et communique avec sa partie postérieure, la cavité péritonéale, par deux larges ouvertures dorsolatérales, les canaux péricardopéritonéaux, situés de part et d'autre de l'intestin primitif.

Au cours de la 5e semaine, des replis de la paroi latérale du tronc, nommés « plis pleuropéricardiques », scindent la cavité péricardique en deux parties ventrale (péricardique) et dorsale (pleurale). À la fin de la 5e semaine, la fusion des plis pleuropéricardiques entre eux et avec le mésentère dorsal de l'œsophage sépare définitivement les cavités péricardique et pleurales (fig. 6.4). Entre la 5e et la 7e semaine, la croissance

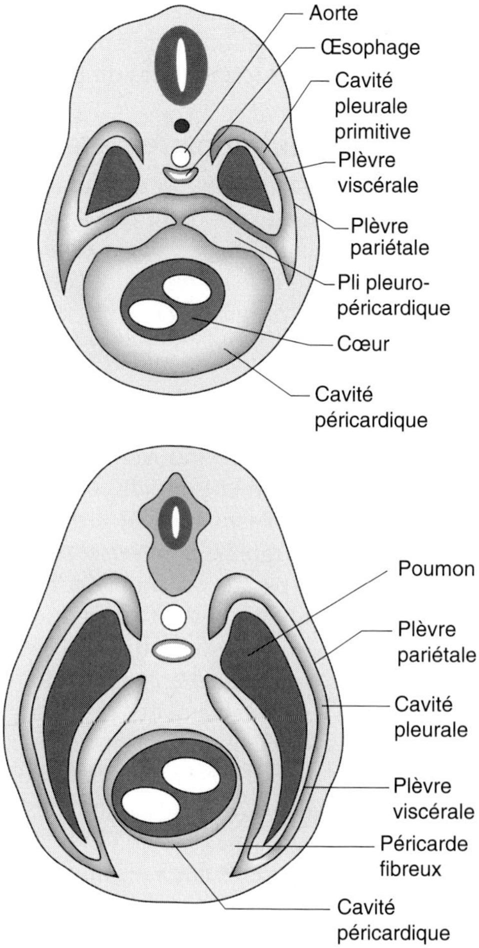

Fig. 6.4.
Mise en place de la cavité pleurale. Coupes transversales du thorax à des stades successifs du développement.

de nouvelles ébauches issues de la partie dorsale du tronc, les membranes pleuropéritonéales, ferme les canaux péricardopéritonéaux et isole les cavités pleurales de la cavité péritonéale.

Les cavités pleurales définitives sont délimitées par la plèvre pariétale (feuillet externe de la plèvre issu de la somatopleure intraembryonnaire) et par la plèvre viscérale (feuillet interne au contact du poumon, issu de la splanchnopleure intraembryonnaire).

Formation du diaphragme

Le diaphragme est une structure musculotendineuse, qui se développe par vagues successives à partir de quatre ébauches : septum transversum, membranes pleuropéritonéales, mésentère dorsal de l'œsophage, bourrelet pariétal (fig. 6.5). Son innervation dépend du nerf phrénique et des nerfs spinaux.

Le septum transversum se forme lors de la gastrulation, en avant de la membrane pharyngienne, sous l'aire cardiaque (voir le chapitre 1).

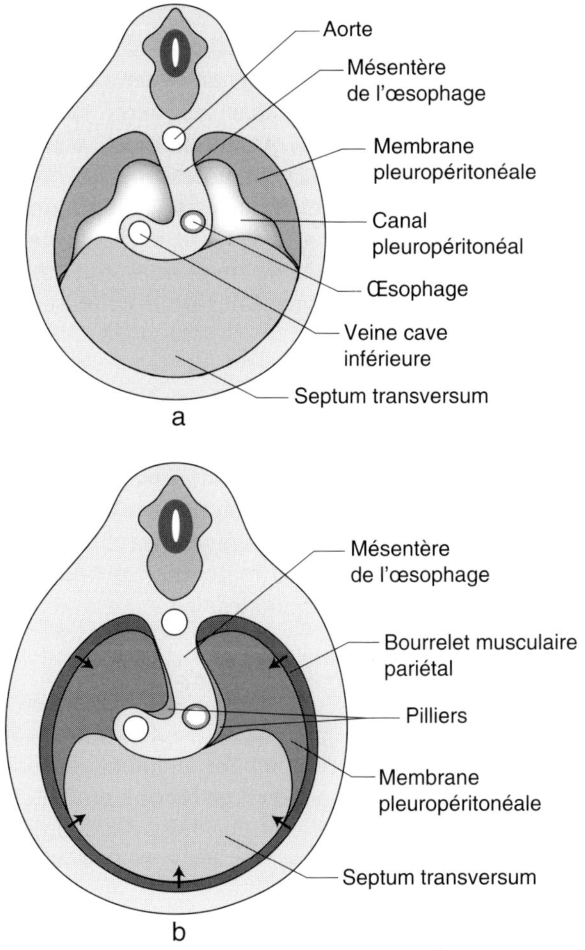

Fig. 6.5.
Différents stades de formation du diaphragme (a,b).

Cette cloison transversale de nature mésodermique, tendue entre les étages thoracique et abdominal, donne le centre tendineux (ou phrénique) du diaphragme (fig. 6.2).

Les membranes pleuropéritonéales droite et gauche sont des dérivés mésodermiques issus de la face dorsale de la cavité cœlomique. Elles confluent vers le septum transversum avec lequel elles fusionnent, entre 5 et 7 semaines, et ferment les canaux péricardopéritonéaux. Le canal péricardopéritonéal gauche est plus large que le droit et se ferme plus tardivement.

Le mésentère dorsal de l'œsophage, en regard des vertèbres L1 à L3, forme les piliers droit et gauche du diaphragme, deux colonnes musculaires qui rattachent la partie postérieure du diaphragme aux corps vertébraux. Le pilier droit s'insère sur les corps vertébraux L1 à L3 et le gauche sur les corps vertébraux L1 à L2.

Un bourrelet pariétal issu du mésenchyme de la paroi latérale se met en place en périphérie des autres ébauches.

L'origine de la musculature diaphragmatique est controversée. Classiquement, les quatre ébauches diaphragmatiques prendraient une part active à la myogenèse, mais à des degrés divers. Les myotomes du mésoderme para-axial, innervé par les nerfs spinaux (D7 à D12), fourniraient l'essentiel de la musculature. Le septum transversum serait à l'origine d'un contingent accessoire de myoblastes innervés par le nerf phrénique. Des modèles animaux murins suggèrent que la musculature diaphragmatique serait exclusivement d'origine somitique. Ces myoblastes, issues de myotomes cervicaux, emprunteraient les membranes pleuropéritonéales pour coloniser le diaphragme.

Contrôle du développement pulmonaire

Le développement initial de l'appareil respiratoire dépend des divisions successives des voies aériennes. Ces divisions sont déterminées par des interactions entre les compartiments épithélial (endoderme des bourgeons) et mésenchymateux (au contact des bourgeons) *via* différentes molécules de signalisation. La croissance et la maturation pulmonaire dépendent de facteurs de croissance et d'hormones.

Aspects moléculaires de la morphogenèse pulmonaire

Les molécules impliquées dans le développement pulmonaire sont essentiellement des facteurs de transcription (comme Nkx2.1 ou TTF-1, HNF3β, HFH4, GATA-6, GLI) et des facteurs de croissance (famille du *transforming growth factor* β [TGFβ] dont les BMP, FGF, WNT et Hedgehog).

Contrôle de la maturation pulmonaire prénatale

Facteurs endocriniens

La maturation pulmonaire, étroitement liée à la synthèse de surfactant, est modulée par de nombreuses hormones. Les glucocorticoïdes jouent un rôle fondamental au niveau des cellules épithéliales et mésenchymateuses (augmentation des protéines SP-A, SP-B, SP-C du surfactant, du collagène, de l'élastine, des enzymes de synthèse des acides gras). Ils potentialisent l'effet stimulant d'autres facteurs comme la thyroxine, l'estradiol, la prolactine, les β-sympathomimétiques, les endorphines endogènes. D'autres hormones ont un effet antagoniste, comme l'insuline et les androgènes, expliquant la plus grande fréquence des détresses respiratoires chez les enfants de sexe masculin ou de mère diabétique.

Facteurs extrinsèques

L'intégrité de la cage thoracique (squelette, diaphragme), de la paroi abdominale, des structures vasculonerveuses, de l'espace thoracique dévolu aux poumons, et le liquide pulmonaire sont indispensables au développement harmonieux du poumon.

À la naissance

Au cours des 2 mois qui précèdent la naissance, les poumons subissent des transformations importantes qui préparent la première respiration (réabsorption du liquide alvéolaire, activation des défenses contre les agressions, augmentation des surfaces d'échanges gazeux). À la naissance, le degré de maturation pulmonaire conditionne la survenue de complications respiratoires qui dominent le pronostic vital des prématurés. La qualité et la rapidité de l'aération pulmonaire déterminent l'adaptation cardiorespiratoire à la vie extra-utérine.

Établissement de la première respiration

L'établissement de la respiration est le résultat de stimulus sensoriels et biochimiques : extéroceptifs (sensations tactiles, exposition à l'air et au froid), proprioceptifs (modification de la pesanteur en passant d'un milieu liquide à l'air), intéroceptifs (clampage du cordon qui modifie la répartition des volumes sanguins et les pressions perçues par les barorécepteurs). En cas de souffrance fœtale *in utero*, les stimulus biochimiques (hypoxie, hypercapnie, acidose) peuvent être responsables du déclenchement prématuré de la respiration avec inhalation de liquide amniotique.

Aération alvéolaire et circulation pulmonaire

La première respiration aboutit à l'ouverture des alvéoles. La compression de la cage thoracique dans la filière génitale expulse le liquide pulmonaire en dehors des alvéoles. Le liquide restant est refoulé par la première inspiration à travers la paroi alvéolaire, comme en témoigne l'augmentation du débit lymphatique pulmonaire juste après la naissance.

À la naissance, les pneumocytes II libèrent le surfactant qui tapisse la paroi alvéolaire. À partir de cette date, sa production devient permanente.

La vascularisation pulmonaire est le siège d'une vasodilatation intense à l'origine d'une baisse des résistances pulmonaires et d'une augmentation du débit sanguin pulmonaire (multiplié par dix). L'établissement de la circulation pulmonaire assure l'augmentation des pressions de retour dans les cavités cardiaques gauches et la fermeture du foramen ovale; la fermeture du canal artériel isole la circulation pulmonaire de la circulation systémique. La structure des vaisseaux pulmonaires évolue après la naissance : leur lumière devient plus large, leur paroi plus mince, et les fibres élastiques de la média sont plus nombreuses.

À la naissance, trois impératifs déterminent la qualité des échanges pulmonaires : la liberté des voies aériennes (aidée par l'aspiration à la naissance), une bonne ouverture alvéolaire, et une température centrale normale.

Développement post-natal

Après la naissance, le poumon reste longtemps différent du poumon adulte, comme en témoigne la fréquence des problèmes respiratoires de la petite enfance. Les surfaces d'échange alvéolocapillaire s'accroissent, les alvéoles se multiplient en nombre et en taille (pendant environ 2 ans). La composition en collagène et en élastine du tissu pulmonaire se modifie (jusque vers l'âge de 18 ans). Pendant la croissance pulmonaire, le calibre et la structure de l'arbre aérien évoluent et se rapprochent de ceux de l'adulte. La circulation pulmonaire est remaniée pendant les premiers mois de la vie : le nombre de vaisseaux et l'élasticité de la paroi artérielle augmentent, des anastomoses s'établissent entre les circulations.

À RETENIR

- L'appareil respiratoire a une dualité embryologique : endodermique (cellules épithéliales trachéobronchiques, alvéolaires et des glandes annexes) et mésodermique (cartilage, muscle lisse, vaisseaux, lymphatiques, tissu interstitiel).
- L'ébauche pulmonaire apparaît sous la forme d'un diverticule longitudinal sur la face ventrale du tube digestif primitif (intestin antérieur).
- Initialement, le diverticule respiratoire communique avec le tube digestif dont il s'isole après la mise en place de la cloison œsotrachéale.
- Les voies aériennes se mettent en place par ramifications successives du bourgeon trachéobronchique entouré par du mésoderme.
- La mise en place de l'appareil respiratoire dépend d'interactions réciproques entre les compartiments épithélial (endodermique) et mésenchymateux (mésodermique).
- Les bourgeons, accompagnés d'une composante mésodermique, se développent dans la cavité cœlomique (futures cavités pleurales).
- Le développement pulmonaire est individualisé en cinq stades successifs : embryonnaire (émergence du bourgeon trachéobronchique et premières divisions), pseudoglandulaire (mise en place de l'arbre bronchique et vasculaire préacinaire), canaliculaire (naissance de l'acinus pulmonaire et début de synthèse du surfactant), sacculaire (maturation de la barrière air-sang) et alvéolaire (alvéolisation et remodelage vasculaire qui se prolongent après la naissance).
- Les cavités pleurales dérivent du cœlome intraembryonnaire.
- Les cavités pleurales définitives sont délimitées par la plèvre pariétale (feuillet externe de la plèvre issu de la somatopleure intraembryonnaire) et par la plèvre viscérale (feuillet interne au contact du poumon, issu de la splanchnopleure intraembryonnaire).
- Le diaphragme se développe à partir de quatre ébauches : septum transversum, membranes pleuropéritonéales, mésentère dorsal de l'œsophage, bourrelet pariétal.
- La maturation pulmonaire, étroitement liée à la synthèse de surfactant, est modulée par de nombreuses hormones.
- Le surfactant est une substance lipoprotéique tensioactive qui empêche l'affaissement des alvéoles à l'expiration.
- La formation des alvéoles pulmonaires débute en fin de grossesse et se poursuit plusieurs années après la naissance
- À la naissance, grâce aux échanges gazeux alvéolocapillaires, le poumon prend en charge en quelques secondes la fonction d'hématose, assurée tout au long de la grossesse par le placenta.

Appareil réno-urinaire

7

Ébauches rénales
Néphronogenèse
Différenciation des voies urinaires

L'appareil réno-urinaire a une double origine mésodermique et endodermique. Son développement, étroitement lié à celui de l'appareil génital, se fait à partir du mésoderme intermédiaire (cordon néphrogène) et du sinus urogénital, entre les 4e et 8e semaines.

Au cours de la période embryonnaire, trois ébauches rénales de plus en plus élaborées se succèdent dans le temps et l'espace. Seule la dernière ébauche (métanéphros) persiste et donne les reins définitifs, fonctionnels dès la 12e semaine. Les voies urinaires dérivent des bourgeons urétéraux et du sinus urogénital.

Au cours de la vie intra-utérine, les fonctions d'homéostasie normalement dévolues aux reins sont assurées par le placenta. Néanmoins, le rein fœtal, bien qu'immature, est indispensable au bien-être fœtal. La filtration de l'urine commence dès la 10e semaine. La diurèse augmente avec la gestation (de 10 mL/h à 32 semaines à 28 mL/h à la naissance) et, à partir de la 18e–20e semaine, l'urine fœtale devient la principale source (80 %) du liquide amniotique.

Cordon néphrogène

L'appareil réno-urinaire dérive du cordon néphrogène (mésodermique) et du sinus urogénital (endodermique) [voir le chapitre 1]. Son développement est séquentiel, caractérisé par la succession, dans le temps et l'espace, de trois appareils de plus en plus élaborés.

Mésoderme intermédiaire

Le mésoderme intermédiaire, situé entre le mésoderme para-axial et les lames latérales, constitue le cordon néphrogène (fig. 7.1). Le cordon néphrogène se segmente selon un gradient céphalocaudal en amas indépendants (néphrotomes). La segmentation s'interrompt dans la région pelvienne, laissant un bloc de tissu néphrogène indivis, le métanéphros (blastème métanéphrogène) [fig. 7.2].

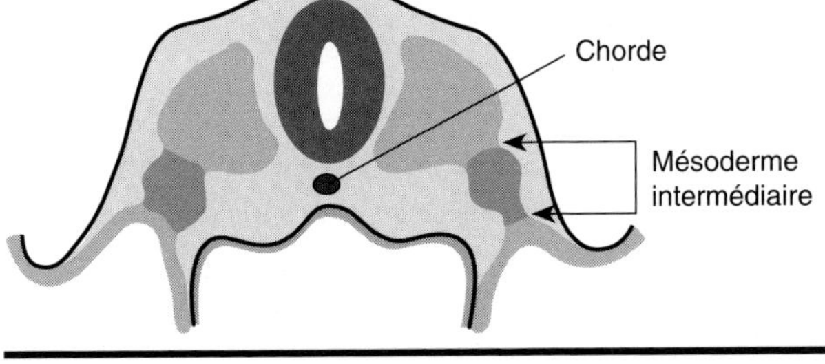

Fig. 7.1.
Différenciation du cordon néphrogène : coupe transversale d'un embryon en cours de délimitation.

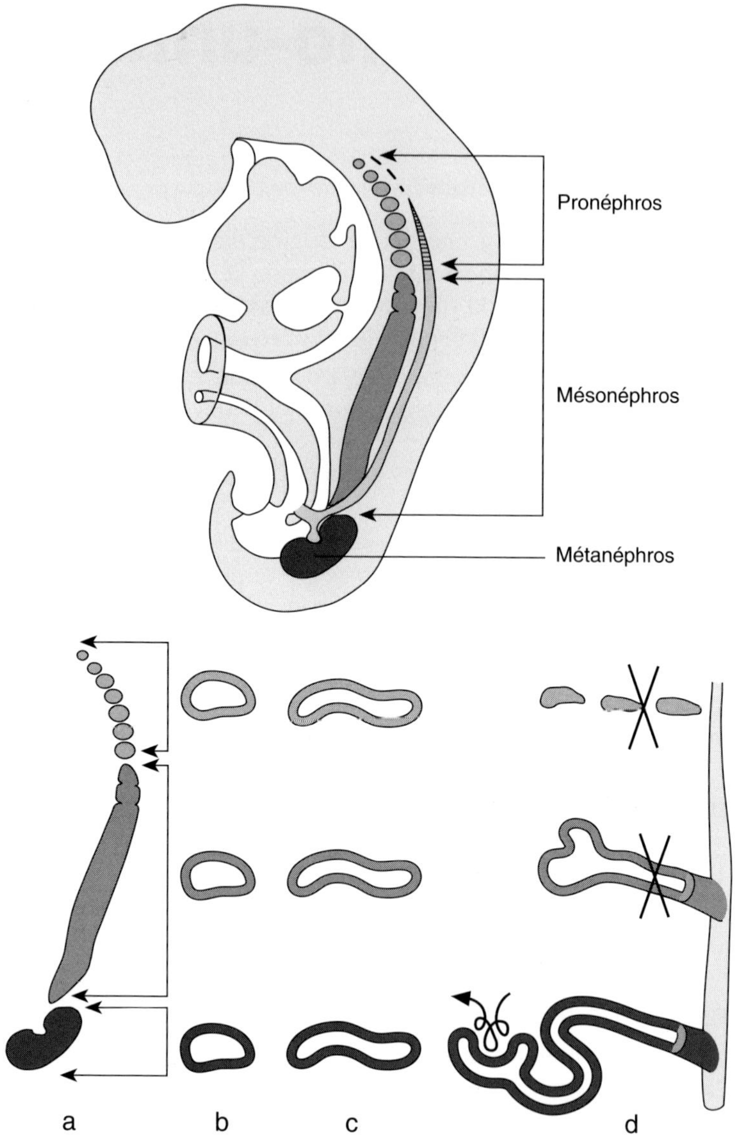

Fig. 7.2.
Formation et différenciation du cordon néphrogène.
a. Segmentation du cordon néphrogène. **b.** Stade de vésicule. **c.** Stade de tubule. **d.** Stade de néphron fonctionnel : noter les néphrons en voie de régression au niveau du pronéphros et mésonéphros.

Différenciation des néphrotomes

La différenciation des néphrotomes se fait selon un schéma général, passant par les stades de néphrotome plein, de vésicule et de tubule. Au contact d'une branche artérielle, l'une des extrémités du tubule s'invagine en cupule et forme la capsule de Bowman. L'autre extrémité, le pôle excréteur, s'ouvre dans un canal collecteur, le canal de Wolff (fig. 7.3).

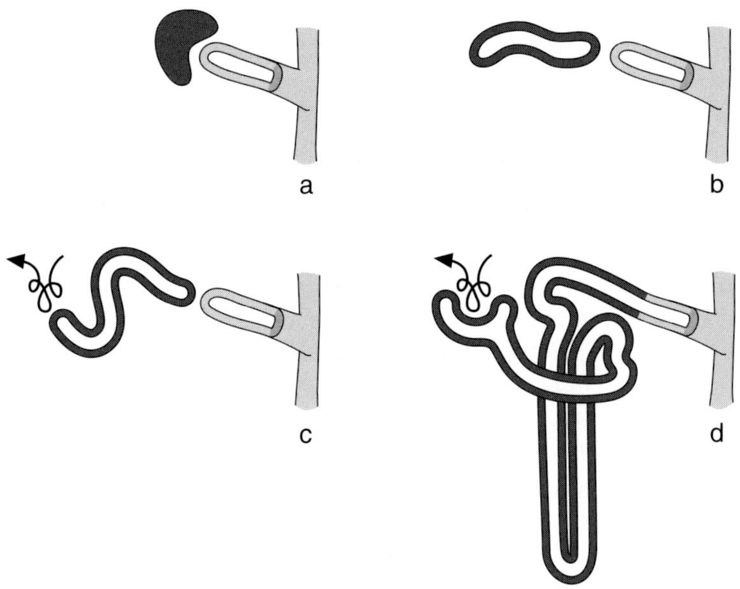

Fig. 7.3.
Différenciation d'un néphron du métanéphros.
a. Stade de néphrotome plein. **b.** Stade de vésicule. **c.** Stade de tubule en « S ». **d.** Stade de néphron fonctionnel. Noter les structures métanéphrogènes (gris foncé) et urétérales (gris clair).

Les néphrotomes céphaliques donnent le rein primitif ou pronéphros. Les néphrotomes suivants, plus élaborés, entrent dans la constitution du mésonéphros. Les néphrons définitifs se différencient dans le blastème métanéphrogène après trois vagues de néphronogenèse.

Ébauches rénales

Pronéphros

Le pronéphros (rein céphalique) donne des néphrons rudimentaires, éphémères et non fonctionnels. Il apparaît vers la 3e semaine et régresse en 1 semaine.

Mésonéphros

Dès la fin de la 4e semaine, le mésonéphros (corps de Wolff) constitue un deuxième appareil réno-urinaire avec un canal collecteur distinct (canal de Wolff). La différenciation de structures néphroniques au niveau du mésonéphros permet une éventuelle filtration urinaire. Le mésonéphros involue vers la 10e semaine. Il perd alors toute fonction réno-urinaire mais conserve un rôle essentiel dans la différenciation sexuelle (voir le chapitre 8).

Métanéphros

Le rein définitif se met en place avant l'involution du mésonéphros par néphronogenèse. Il a une dualité embryologique et fonctionnelle. Le rein dérive du métanéphros sous l'action inductrice du bourgeon urétéral (dérivé du canal de Wolff) et remplit des fonctions de filtration et d'excrétion qui débutent dès la 12e semaine. Sa maturation est longue et se termine vers le 8e mois de la vie extra-utérine.

Néphronogenèse

La néphronogenèse débute dès la 8e semaine et aboutit, vers la 38e semaine, à la mise en place de néphrons fonctionnels (environ 800 000). Elle se déroule dans le blastème métanéphrogène sous l'action inductrice d'un dérivé du canal de Wolff, le bourgeon urétéral. Les interactions mésenchymo-épithéliales (blastème métanéphrogène-bourgeon urétéral) se font grâce à une cascade moléculaire mettant en jeu des facteurs de croissance, des facteurs de transcription et des protéines de structure.

Au niveau du néphron, les unités sécrétoires (capsule de Bowman) et les voies excrétrices (tubes contournés proximaux, anses de Henlé, tubes contournés distaux) dérivent du métanéphros, tandis que les canaux collecteurs (uretère, calices, tubes collecteurs) proviennent du bourgeon urétéral.

Induction du néphron

Bourgeon urétéral

Le bourgeon urétéral dérive de l'extrémité distale du canal de Wolff, vers la 4e–5e semaine. Sous l'induction de signaux en provenance du blastème métanéphrogène, le bourgeon s'allonge et pénètre le blastème en se ramifiant par divisions dichotomiques. Chaque génération de ramifications donne naissance à deux types de branches : l'une qui poursuit les divisions dichotomiques, et l'autre, dite « terminale », qui ne se divise plus, mais s'élargit en ampoule urétérale et induit le néphron (fig. 7.4).

Blastème métanéphrogène

Au contact des ampoules urétérales, les cellules du blastème métanéphrogène se condensent en blocs de néphrotomes et suivent le schéma général de néphronogenèse (néphrotomes pleins, vésicules et tubules). Le tubule s'allonge en forme de « S », avec trois segments distincts. Le segment supérieur, à l'origine du tube contourné distal et de l'anse de Henlé, s'ouvre dans l'ampoule urétérale. Le segment moyen forme le tube contourné proximal, tandis que le segment inférieur évolue vers les structures glomérulaires proprement dites. Au contact d'une branche de l'artère rénale, l'extrémité du segment inférieur se déprime en cupule et forme la capsule de Bowman (fig. 7.3). Les podocytes se différencient au niveau du feuillet interne de la capsule de Bowman et les cellules épithéliales au niveau de son feuillet externe.

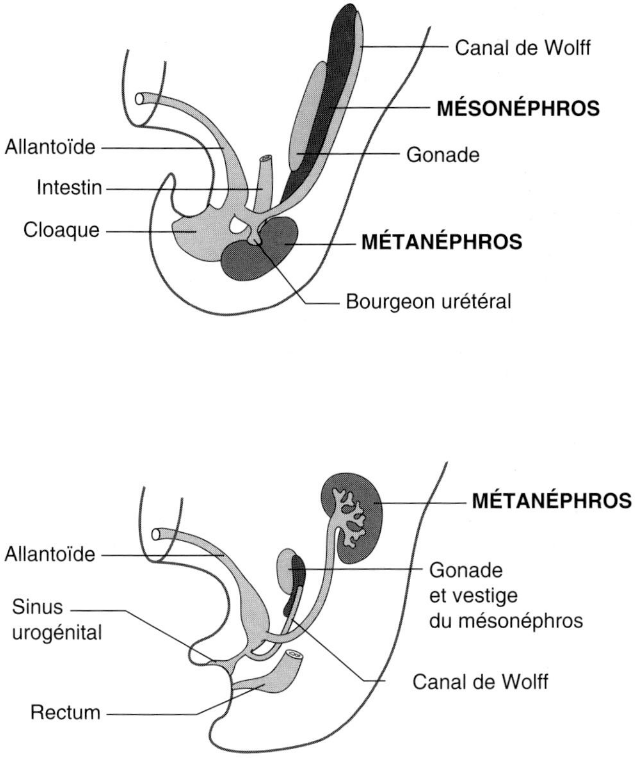

Fig. 7.4.
Naissance du bourgeon urétéral et mise en place des voies excrétrices.

Bases moléculaires de la néphronogenèse

La différenciation rénale fait intervenir des interactions mésenchymoépithéliales et coïncide avec l'expression par les cellules mésenchymateuses du blastème de WT1 (*Wilm's Tumor 1*), inducteur des bourgeons urétéraux. WT1 régule la production de facteurs de croissance de la famille des *transforming growth factor* β (TGFβ) [*glial cell line-derived neurotrophic factor* (GDNF), *hepatocyte growth factor* (HGF)] qui se lient à leurs récepteurs à activité tyrosine kinase (RET pour GDNF et MET pour HGF) portés par les bourgeons urétéraux. Il en résulte une prolifération et une succession de ramifications des bourgeons urétéraux qui, en retour, stimulent la prolifération mésenchymateuse *via* d'autres facteurs de croissance (FGF2, BMP7). La néphronogenèse fait également intervenir, sous l'effet de gènes régulateurs (*PAX2* et *Wnt4*), des modifications de la matrice extracellulaire (remplacement de la fibronectine et des collagènes I et III par de la laminine et du collagène IV, synthèse de syndecan et d'E-cadhérine).

La condensation des cellules mésenchymateuses s'accompagne de l'expression à leur niveau de deux facteurs de transcription (PAX2, WT1).

Une famille de facteurs de croissance, les BMP (*bone morphogenetic protein*), appartenant à la famille des TGFβ, est indispensable au bon déroulement de ces étapes de néphronogenèse. Le développement du réseau capillaire glomérulaire se fait sous l'influence du VEGF (*vascular endothelial growth factor*).

Maturation rénale

Trois vagues de néphronogenèse centrifuges se succèdent entre les 8e et 38e semaines. Sur une coupe de rein fœtal, des néphrons de maturité différente sont présents : les néphrons matures occupent la jonction médullocorticale, alors que les néphrons en cours de différenciation se situent au niveau du cortex moyen. Une couche de tissu métanéphrogène indifférencié persiste sous la capsule rénale jusqu'à la 36e semaine.

Après la naissance, la croissance (taille, poids) du rein se poursuit malgré l'arrêt de la néphronogenèse. Le rein fœtal a un aspect lobulé qu'il conserve jusqu'à terme. Le métanéphros est initialement en position pelvienne. Il migre vers la région lombaire au cours du développement.

Différenciation des voies urinaires

Les voies urinaires hautes (tubes collecteurs, calices, bassinets et uretères) sont d'origine mésodermique et les voies urinaires basses (vessie et l'urètre), d'origine endodermique.

Voies urinaires hautes

Le bourgeon urétéral s'allonge et forme la totalité de l'uretère (fig. 7.4). Ses premières ramifications sont à l'origine des grands et petits calices (vers la 12e semaine). Ses ramifications profondes forment les tubes collecteurs qui établissent une communication avec les structures néphroniques et assurent la continuité du néphron.

L'histogenèse des voies urinaires se déroule selon un calendrier précis. La myogenèse s'installe en premier (après la 25e semaine). La maturation du tissu conjonctif est plus tardive et explique la relative laxité des voies urinaires et des kystes éphémères chez le fœtus jeune. La lumière des voies urinaires se rétrécit au fur et à mesure que l'histogenèse des voies urinaires progresse.

Voies urinaires basses

Le sinus urogénital résulte du cloisonnement du cloaque, vers la 7e semaine (voir le chapitre 5).

Développement de la vessie

Le sinus urogénital se prolonge en haut par l'allantoïde. La membrane urogénitale constitue sa limite inférieure et les canaux de Wolff l'atteignent par sa face postérolatérale. La partie du sinus située en amont des canaux de Wolff correspond au segment supérieur, et la partie située en aval, au segment inférieur. Le segment supérieur du sinus forme la vessie qui se prolonge initialement par le canal de l'ouraque, reliquat de l'allantoïde. Le canal de l'ouraque s'oblitère ensuite et donne le ligament ombilical médian (fig. 7.5).

La croissance rapide de la face postérieure de la vessie aboutit à l'incorporation dans sa paroi d'une partie des canaux de Wolff et des bourgeons urétéraux. Il en résulte l'abouchement distinct dans la vessie des canaux de Wolff (futurs canaux déférents) et des bourgeons urétéraux (futurs uretères). Par ailleurs, les orifices urétéraux se déplacent en direction crâniale, alors que les orifices des canaux déférents restent en position caudale. La surface de la muqueuse vésicale comprise entre l'abouchement des uretères et des canaux de Wolff est d'origine mésoblastique (trigone). Elle sera secondairement recouverte par un épithélium d'origine endodermique provenant du reste de la vessie (fig. 7.6). L'incorporation dans la paroi vésicale d'une partie du bourgeon urétéral contribue à l'organisation du système de valve antireflux vésico-urétéral. Le sphincter lisse de la vessie se met en place vers la 13e semaine, alors que le sphincter strié ne se différencie que vers la 21e semaine.

Développement de l'urètre

L'urètre dérive du segment inférieur du sinus urogénital (fig. 7.6). Son développement est variable selon le sexe. L'urètre reste très court chez la fille, alors que, chez le garçon, sous l'influence des hormones masculines, il s'allonge en trois portions : prostatique, membraneuse et pénienne (voir le chapitre 8).

Développement de la prostate

La glande prostatique a une double origine, endodermique et mésodermique. Deux bourgeons symétriques apparaissent dès la 9e semaine au niveau de l'épithélium du veru montanum (urètre prostatique). Ils colonisent le mésenchyme environnant, se creusent de lumières et forment les canaux excréteurs à la 12e semaine. Les cellules glandulaires se différencient autour des canaux excréteurs à partir de la 15e semaine. La différenciation de la prostate est androgénodépendante. La partie centrale de la prostate aurait une origine différente (mullérienne). La glande de Littré se forme selon le même mécanisme, à partir des cellules épithéliales de l'urètre.

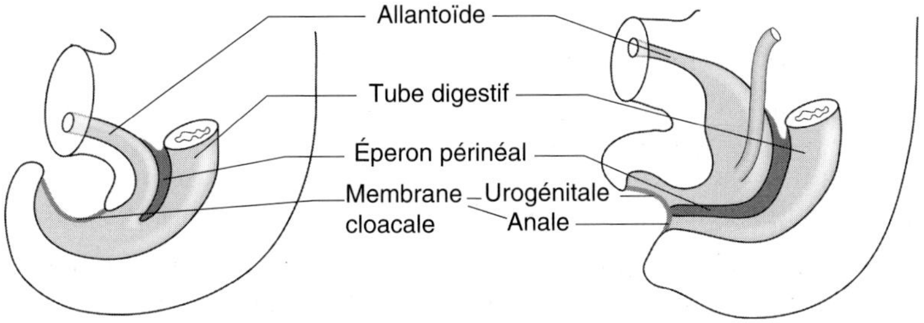

Fig. 7.5.
Développement de la vessie : cloisonnement du sinus urogénital.

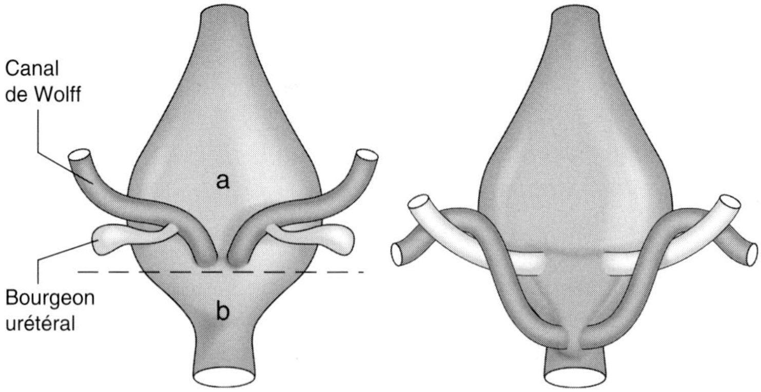

Fig. 7.6.
Vue postérieure du sinus urogénital : incorporation des canaux de Wolff et formation du trigone.
a. Segment supérieur du sinus urogénital. **b.** Segment inférieur du sinus urogénital.

À RETENIR

- Le développement de l'appareil réno-urinaire est étroitement lié à celui de l'appareil génital.
- L'appareil réno-urinaire a une double origine mésodermique et endodermique.
- Au cours de la période embryonnaire, trois ébauches rénales de plus en plus élaborées se succèdent dans le temps et l'espace. Seule la dernière ébauche (métanéphros) persiste et donne les reins définitifs, fonctionnels dès la 12e semaine.
- Les voies urinaires dérivent des bourgeons urétéraux et du sinus urogénital.
- Le mésoderme intermédiaire, situé entre le mésoderme para-axial et les lames latérales, constitue le cordon néphrogène qui se segmente en amas indépendants (néphrotomes). La segmentation s'interrompt dans la région pelvienne, laissant un bloc de tissu néphrogène indivis, le métanéphros (blastème métanéphrogène).
- Au contact des ampoules urétérales, les cellules du blastème métanéphrogène se condensent en blocs de néphrotomes et suivent le schéma général de néphronogenèse (néphrotomes pleins, vésicules et tubules). Le tubule s'allonge en forme de « S », avec trois segments distincts. Le segment supérieur, à l'origine du tube contourné distal et de l'anse de Henlé, s'ouvre dans l'ampoule urétérale. Le segment moyen forme le tube contourné proximal, tandis que le segment inférieur évolue vers les structures glomérulaires proprement dites. Au contact d'une branche de l'artère rénale, l'extrémité du segment inférieur se déprime en cupule et forme la capsule de Bowman. L'autre extrémité, le pôle excréteur, s'ouvre dans un canal collecteur, le canal de Wolff.
- Les voies urinaires hautes (tubes collecteurs, calices, bassinets et uretères) sont d'origine mésodermique et les voies urinaires basses (vessie et l'urètre), d'origine endodermique.
- Le bourgeon urétéral s'allonge et forme la totalité de l'uretère.
- Le segment supérieur du sinus uro-génital forme la vessie qui se prolonge initialement par le canal de l'ouraque, reliquat de l'allantoïde.

Appareil de reproduction

8

Différenciation des gonades
Différenciation des voies génitales
Différenciation des organes génitaux externes
Déterminisme sexuel

L'appareil génital est d'origine mésodermique. Sa différenciation débute à partir de la 3e semaine et se déroule selon une séquence temporospatiale hiérarchisée qui concerne successivement les gonades, les voies génitales et les organes génitaux externes (fig. 8.1). Le déterminisme sexuel est programmé lors de la fécondation par le tandem XX ou XY des chromosomes sexuels (sexe génétique). Le sexe génétique décide de la différenciation des gonades en ovaires ou en testicules (sexe gonadique). Les sécrétions hormonales gonadiques orientent la différenciation des voies génitales et des organes génitaux externes (sexe phénotypique). De la 3e à la 6e semaine, malgré le dimorphisme chromosomique, aucune différence morphologique n'est décelable entre les embryons de sexe masculin et féminin (stade indifférencié). L'orientation vers un phénotype masculin ou féminin se fait dans un deuxième temps, selon une chronologie différente chez les filles et les garçons.

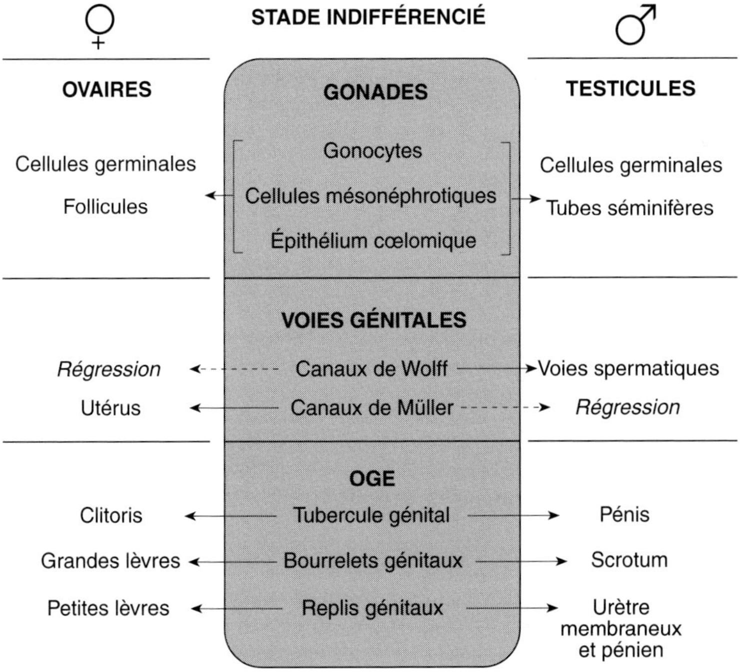

Fig. 8.1.
Schéma de la mise en place de l'appareil génital.
OGE : organes génitaux externes.

Différenciation des gonades

Les gonades se caractérisent par leur dualité embryologique. Les ébauches des gonades, nommées « crêtes génitales », apparaissent à la fin de la 4e semaine. Elles se constituent au niveau de l'épithélium cœlomique (lames latérales du mésoderme intraembryonnaire), de part et d'autre de la ligne médiane, entre le mésonéphros et la racine du mésentère dorsal (voir le chapitre 1). Les cellules germinales primordiales (gonocytes primordiaux) naissent à distance de la gonade au niveau de la paroi de la vésicule vitelline, près du diverticule allantoïdien. Ces cellules dotées d'un grand pouvoir de migration remontent le long du tube digestif postérieur en empruntant le mésentère dorsal tout en se divisant, et colonisent les crêtes génitales à la fin de la 5e semaine (fig. 8.2).

Stade indifférencié

La gonade indifférenciée est constituée de cordons cellulaires (cordons sexuels primitifs) issus de l'épithélium cœlomique et des cellules du mésonéphros adjacent ainsi que de cellules germinales primitives.

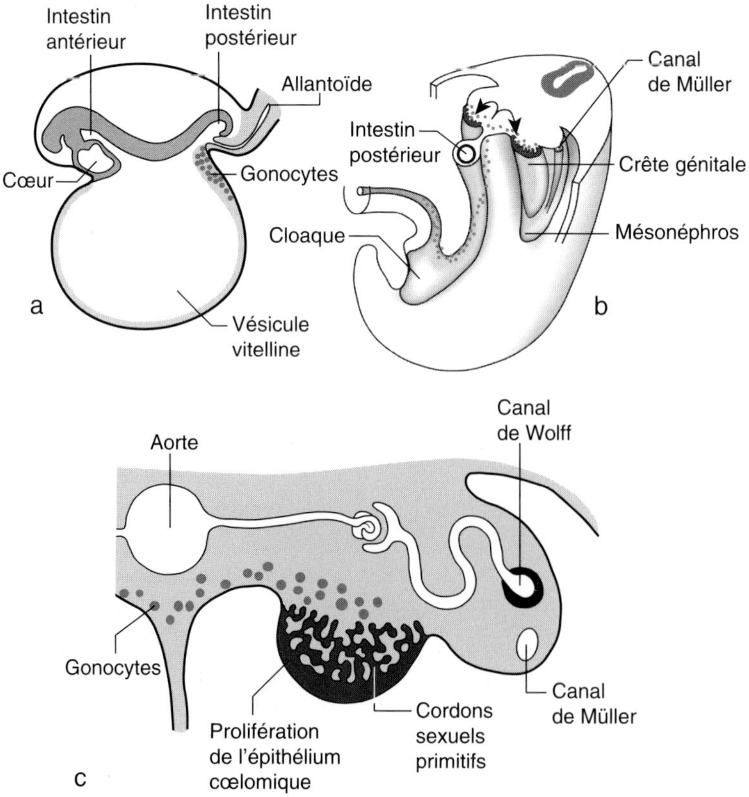

Fig. 8.2.
Migration des gonocytes primordiaux.
a. Coupe sagittale. **b.** Vue en trois dimensions. **c.** Coupe transversale au niveau des crêtes génitales.

Dès ce stade, deux territoires de destinées différentes, l'un superficiel (cortical) et l'autre profond (médullaire), sont identifiables. L'orientation masculine de la gonade indifférenciée est précoce et rapide, alors que les gonades restent plus longtemps à l'état indifférencié dans le sexe féminin.

Différenciation testiculaire

La différenciation testiculaire se fait entre la 7ᵉ et la 12ᵉ semaine. Elle débute par la formation des cellules de Sertoli, premier indicateur de la différenciation testiculaire. Les cellules de Sertoli acquièrent les caractéristiques de cellules épithéliales et entourent les cellules germinales dans les cordons sexuels, qui deviennent dès lors des cordons séminifères (voir le chapitre 3). Les gonocytes, bloqués en grade 0/1 de la mitose, restent au stade de préspermatogonies jusqu'à la naissance. D'autres cellules mésenchymateuses (possiblement d'origine mésonéphrotique) constituent entre les cordons séminifères les cellules de Leydig (8ᵉ–9ᵉ semaines). La première génération de cellules de Leydig qui sécrètent les hormones androgènes responsables de la masculinisation fœtale disparait après la naissance. Les cellules de Leydig permanentes de l'adulte se différencient ensuite à partir de cellules interstitielles. Parallèlement, une couche de tissu fibreux dense se forme à la surface de la gonade et constitue la capsule du testicule (albuginée). À la puberté, les cordons séminifères se transforment en tubules séminifères.

Les testicules se forment dans l'abdomen, puis migrent à partir de la fin du 3ᵉ mois vers le canal inguinal, qu'ils franchissent pour se loger dans les bourses, où ils se trouvent normalement à la naissance. Les mécanismes de cette migration sont mal connus (rôle des androgènes fœtaux stimulés par l'hCG [*human chorionic gonadotropin*]).

Différenciation ovarienne

La différenciation ovarienne débute 3–4 semaines plus tard que celle des testicules et se caractérise par la formation des follicules ovariens. La première génération de cordons sexuels disparaît, remplacée par une 2ᵉ génération de cellules, issue de l'épithélium de surface (mésothélium). Ces cellules donnent les cellules folliculaires qui entourent les cellules germinales et les isolent du milieu environnant dans des follicules ovariens, qui occupent la région corticale. L'isolement des ovocytes coïncide avec le blocage de la méiose I (voir les chapitres 1 et 2). Ainsi, vers la 20ᵉ semaine, toutes les ovogonies, transformées en ovocytes de premier ordre, se trouvent bloquées en prophase de la première division méiotique, qui ne reprendra qu'après la puberté de manière cyclique. La majorité des ovogonies dégénèrent (apoptose) ; seuls les ovocytes inclus dans les follicules ovariens survivent. D'autres cellules mésenchymateuses gonadiques donnent les cellules interstitielles du stroma ovarien. L'épithélium de surface de la gonade persiste (voir le chapitre 2). L'ovaire, primitivement situé dans la région lombaire, migre également vers le petit bassin.

Différenciation des voies génitales

Dans les deux sexes, la différenciation des voies génitales débute par la mise en place de deux paires de voies génitales primitives (canaux de Wolff et de Muller) [fig. 8.3]. Le devenir des voies génitales primitives dépend du profil hormonal gonadique.

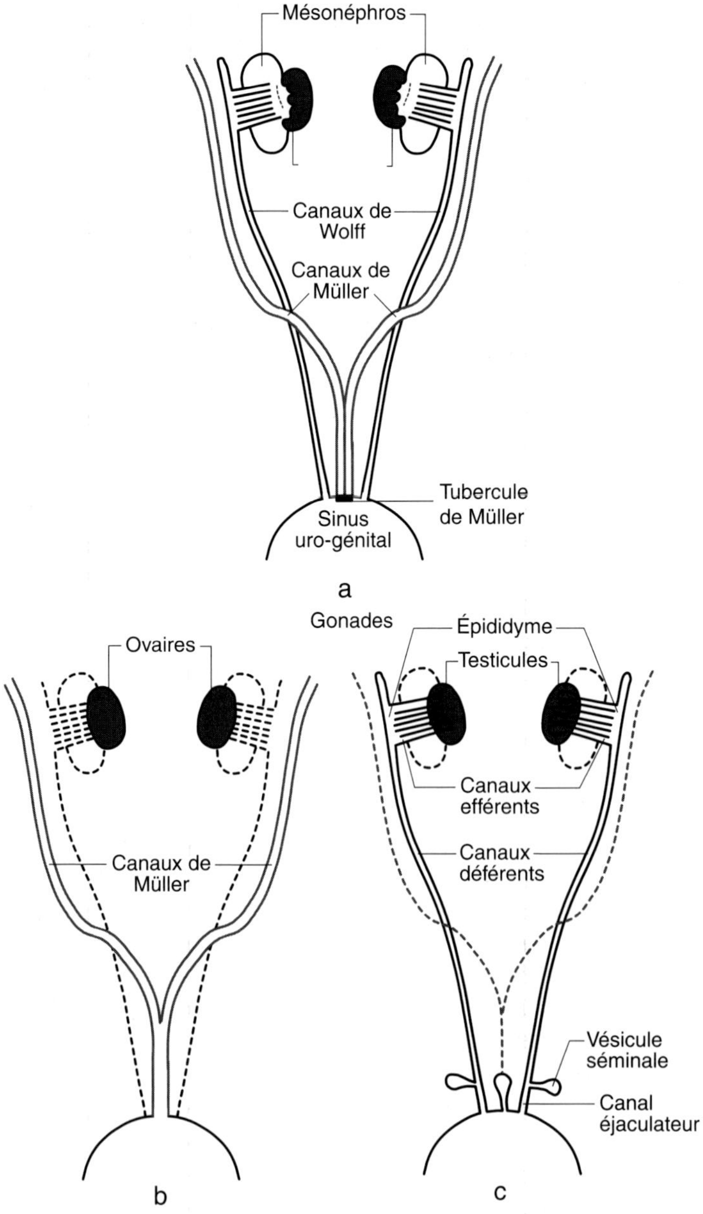

Fig. 8.3.
Différenciation des voies génitales internes.
a. Stade indifférencié. **b.** Sexe féminin. **c.** Sexe masculin.

Stade indifférencié

Les canaux de Wolff (ou mésonéphrotiques) représentent les voies excrétrices du mésonéphros et s'ouvrent dans le sinus urogénital (voir le chapitre 7). Les canaux de Müller (ou paramésonéphrotiques) se forment à partir d'une invagination de l'épithélium cœlomique. Sur la partie proximale de leur trajet, les canaux de Müller se situent en dehors des canaux de Wolff. Ils les suivent parallèlement, puis les croisent en avant, et s'unissent sur la ligne médiane, avant d'atteindre le plafond du sinus urogénital. L'extrémité crâniale des canaux de Müller s'ouvre dans la cavité cœlomique, mais leur extrémité caudale au niveau du sinus urogénital reste close (tubercule de Müller).

Différenciation des voies génitales masculines

La testostérone et l'hormone antimullérienne ont un effet masculinisant puissant et provoquent le développement des canaux de Wolff ainsi que la régression des canaux de Müller respectivement (fig. 8.3). Dès leur différenciation, les cellules de Sertoli synthétisent l'hormone antimullérienne (glycoprotéine de la famille du *transforming growth factor* β [TGFβ]) à l'origine de la régression mullérienne. La sensibilité des canaux de Müller à ce facteur est courte (jusqu'à la 8e semaine). Il en résulte une disparition rapide des canaux de Müller, vers la 10e semaine (excepté au niveau des extrémités qui persistent sous forme de reliquats embryonnaires, l'hydatide sessile et l'utricule prostatique). La sécrétion de testostérone par les cellules de Leydig débute très tôt sous l'impulsion de l'hGC (hormone gonadotrophine placentaire). Entre les 8e et 12e semaines, la testostérone provoque la croissance des canaux de Wolff à l'origine de l'épididyme, des canaux déférents, des vésicules séminales et des canaux éjaculateurs. Les tubes mésonéphrotiques situés dans la région gonadique donnent les canaux efférents (entre rete testis et canal de Wolff).

Différenciation des voies génitales féminines

L'absence des hormones masculinisantes (hormone antimullérienne et testostérone) conduit au développement des canaux de Müller et à la régression des canaux de Wolff. La présence de récepteurs aux estrogènes au niveau des canaux de Müller laisse supposer un rôle actif de ces hormones dans la différenciation sexuelle féminine. La portion antérieure des canaux de Müller, ouverte dans la cavité cœlomique, forme le pavillon de la trompe. Le reste des canaux de Müller donne les trompes et l'utérus (fig. 8.3).

L'embryologie de l'extrémité caudale des canaux de Müller (tubercule de Müller) est plus complexe. Le sinus urogénital, au niveau du tubercule de Müller, se développe en un massif épithélial plein, le bulbe sinovaginal, qui forme avec le tubercule de Müller la plaque vaginale. La plaque vaginale se creuse d'une lumière et forme le vagin en continuité avec l'orifice du col de l'utérus. La cavité vaginale est fermée par une cloison transversale, l'hymen, qui se perfore en période néonatale.

L'épithélium de l'utérus dérive des canaux de Müller. L'origine de l'épithélium vaginal reste controversée (mixte mullérienne et sinus urogénital, ou sinus urogénital seul). Les composantes musculaires et conjonctives des parois proviennent du mésenchyme environnant. En l'absence d'androgènes, les canaux de Wolff et les tubes mésonéphrotiques disparaissent, ne laissant que des vestiges (époophore, organe de Gärtner), ce qui explique l'absence de connexion directe entre l'ovaire et la trompe.

Différenciation des organes génitaux externes

La différenciation des organes génitaux externes dépend des androgènes et concerne des ébauches des organes génitaux externes constituées autour de la membrane cloacale, à la confluence des voies génitales et urinaires (fig. 8.4).

Stade indifférencié

Au stade indifférencié, les ébauches des organes génitaux externes sont représentées par le tubercule génital médian entouré des bourrelets génitaux. À la 3e semaine, le mésenchyme caudal soulève l'ectoderme de la membrane cloacale et constitue les bourrelets cloacaux qui s'unissent en avant et forment le tubercule génital. À la

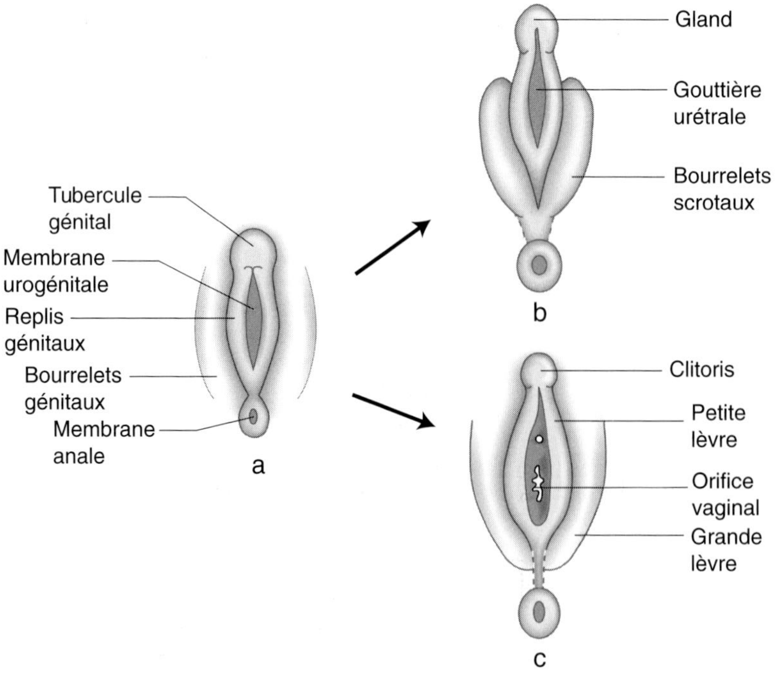

Fig. 8.4.
Différenciation des organes génitaux externes.
a. Stade indifférencié. **b.** Sexe masculin. **c.** Sexe féminin.

8e semaine, le cloisonnement du cloaque partage la membrane cloacale en membrane anale en position dorsale et membrane urogénitale en position ventrale. Les bourrelets cloacaux deviennent alors les bourrelets génitaux. L'ouverture de la membrane urogénitale forme la fente urogénitale, dont les bords constituent les replis génitaux situés en dedans des bourrelets génitaux. Jusqu'à la fin de la 8e semaine, le sinus urogénital reste indifférencié, identique dans les deux sexes (fig. 8.4).

Dimorphisme des organes génitaux externes

Chez le fœtus de sexe masculin, l'action de la DHT (dihydrotestostérone, dérivée de la testostérone après intervention d'une α-réductase) est déterminante dans la différenciation masculine des organes génitaux. Sous l'effet de la DHT, le tubercule génital s'allonge et donne le pénis, les replis génitaux fusionnent sur la ligne médiane, formant l'urètre membraneux et pénien, les bourrelets génitaux se soudent sur la ligne médiane (raphé scrotal) et donnent le scrotum, où se logeront les testicules (fig. 8.4). L'extrémité du gland se modèle à partir d'une ébauche ectodermique qui se creuse en son centre (urètre balanique) et en périphérie (prépuce).

Chez le fœtus de sexe féminin, en l'absence de testostérone et de ses dérivées, la morphologie des ébauches des organes génitaux externes demeure proche du stade indifférencié : la fente urogénitale reste ouverte et constitue le futur vestibule; les bourrelets et replis génitaux ne fusionnent pas et forment respectivement les petites et grandes lèvres; le tubercule génital donne le clitoris (fig. 8.4).

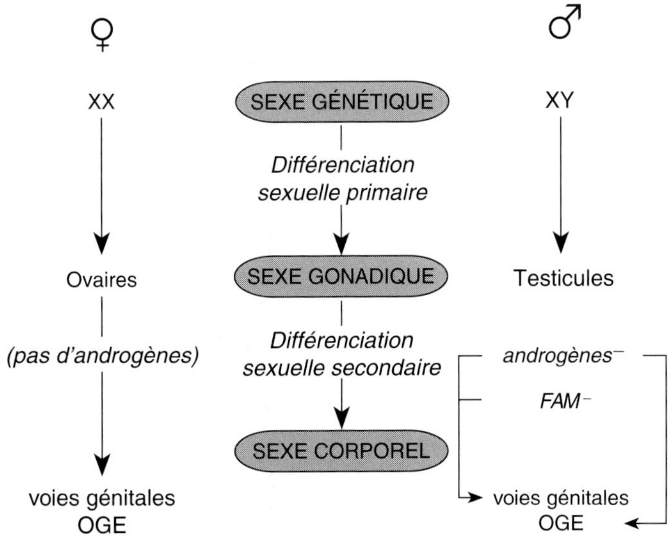

Fig. 8.5.
Schéma général du déterminisme sexuel.
FAM : facteur antimullérien; OGE : organes génitaux externes.

Déterminisme sexuel

La différenciation sexuelle est sous le contrôle d'une cascade hiérarchisée de signaux cellulaires et hormonaux qui orientent successivement la différenciation des gonades, des voies génitales, des organes génitaux externes et du cerveau (fig. 8.5). Le sexe génétique détermine le sexe gonadique (différenciation sexuelle primaire), lui-même responsable de la différenciation sexuelle secondaire (sexe phénotypique).

Commande génétique

La différenciation gonadique est liée au tandem chromosomique XX/XY. L'existence de deux chromosomes sexuels est responsable de l'équipartition des sexes avec un *sex ratio* de 1 : 1. Un seul chromosome Y peut orienter l'ébauche gonadique dans le sens testiculaire, même en présence de plusieurs chromosomes X. Mais un seul chromosome X ne suffit pas pour initier un développement ovarien normal. Le chromosome Y est essentiellement constitué d'hétérochromatine. Le gène *SRY* (*Sex-determining Region of Y chromosome*) localisé sur le chromosome Y est le gène majeur de la différenciation testiculaire (fig. 8.6). Le gène *SRY* code un facteur de transcription (avec un domaine de liaison à l'ADN de type HMG [*high mobility group*]) qui assure la prolifération

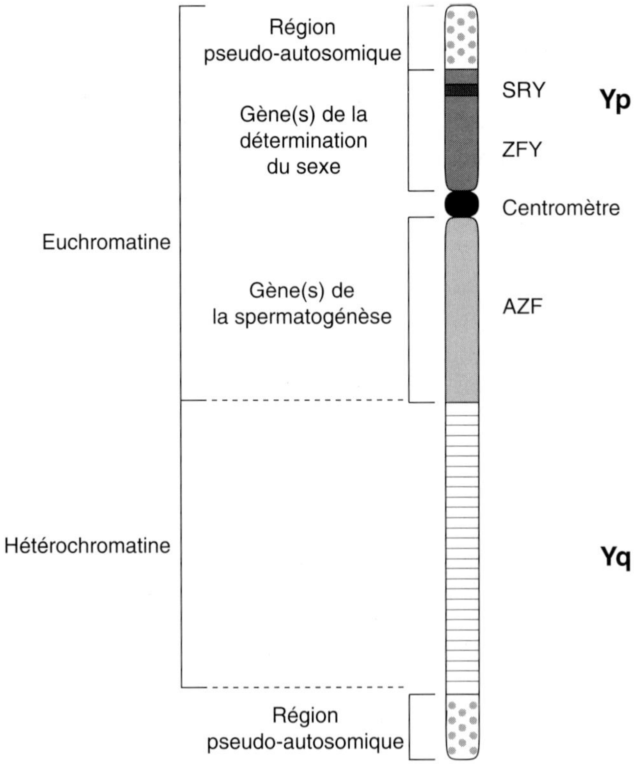

Fig. 8.6.
Localisation des principaux gènes connus sur le chromosome Y.

et la différenciation des cellules de Sertoli. Le gène *SRY* intervient avec un ensemble d'autres gènes localisés sur d'autres chromosomes que le Y et qui opèrent selon un mode redondant tout au long de la différenciation gonadique et même après la naissance (*SF1, WT1, SOX9, DHH, FGF9, DAX1*).

Le chromosome Y est aussi indispensable à la spermatogenèse. Des gènes de la spermatogenèse sont localisés sur le bras long du chromosome Y au niveau des locus AZF (*azoospermia factor*).

La différenciation sexuelle féminine nécessite la présence de deux chromosomes X. Le développement ovarien ne se fait pas par « défaut », contrairement aux notions classiques, mais sous l'effet de facteurs qui commencent à être identifiés. Il nécessite l'activation de *Wnt4* qui réprime l'expression de *SOX9* (gène à effet masculinisant). L'activité de *SOX9* est réprimée par *Wnt4* de façon dose-dépendante. Le gène *DAX1* est un régulateur négatif de *SRY* et d'autres gènes.

Commande hormonale

La différenciation sexuelle secondaire concerne les voies génitales et les organes génitaux externes. Elle dépend avant tout de facteurs hormonaux. Les cellules de Sertoli sécrètent une protéine de la famille des Hedgehog (HH) qui régule la production des androgènes et de l'hormone antimullérienne.

Rôle des androgènes

La différenciation génitale masculine dépend des androgènes testiculaires (testostérone). Les cellules de Leydig fœtales synthétisent la testostérone. Les androgènes agissent comme des facteurs de transcription au niveau de cellules cibles. L'action de ces hormones est limitée dans l'espace et dans le temps. Dans certaines cellules cibles, c'est la testostérone elle-même qui est active ; ailleurs (organes génitaux externes, sinus urogénital), la testostérone se comporte comme une prohormone et doit être convertie en DHT sous l'action d'une 5α-réductase (fig. 8.7). Dans les cellules cibles, le même récepteur cytoplasmique (spécifique de la testostérone et de la DHT) se fixe à l'ADN et déclenche la synthèse d'une trentaine

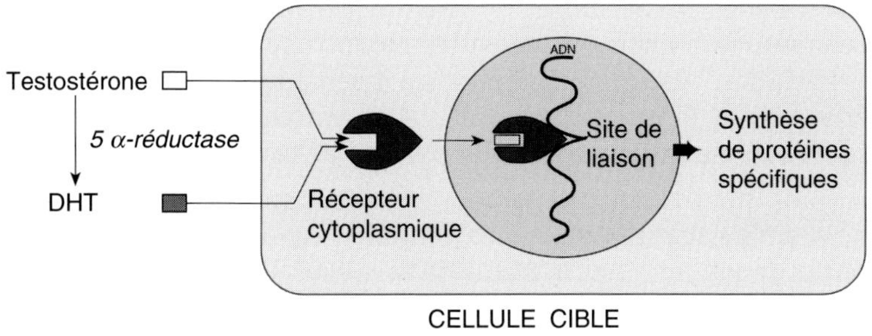

Fig. 8.7.
Mode d'action des androgènes dans les cellules cibles.
DHT : déhydrotestostérone.

de protéines. La synthèse du récepteur cytoplasmique des androgènes dépend, elle, d'un gène localisé sur le chromosome X dont la mutation est responsable du syndrome de l'insensibilité aux androgènes. Au moment de la puberté, les androgènes assurent la virilisation : modification de la voix et des masses musculaires (effets de la testostérone); développement de la barbe, des golfes androgéniques, modifications prostatiques (effets de la DHT). La testostérone intervient également au niveau du système nerveux central. Les hormones sexuelles contrôlent l'activité de l'axe hypothalamohypophysaire (rétrocontrôles cycliques chez la femme et toniques permanents chez l'homme).

Hormone antimullérienne

L'hormone antimullérienne est une glycoprotéine de la superfamille du TGFβ et présente des similitudes avec l'inhibine. Cette molécule, sécrétée dans les cordons séminifères par les cellules de Sertoli, interagit avec son récepteur (MISIIR) exprimé par les cellules des canaux de Müller, de Sertoli et de la granulosa (activation d'une voie signalétique *bone morphogenetic protein* [BMP]-*like*). L'hormone antimullérienne induit la régression des canaux de Müller par apoptose liée à la production locale de métalloprotéinase 2 (MMP2).

Rôle des ovaires

Bien que les ébauches ovariennes produisent des estrogènes, les ovaires ne sont pas indispensables à la féminisation. Il est néanmoins possible que les estrogènes stimulent le développement des ébauches mullériennes.

À RETENIR

▶ La différenciation sexuelle débute à partir de la 3e semaine et se déroule selon une séquence temporospatiale hiérarchisée qui concerne successivement les gonades, les voies génitales et les organes génitaux externes.

▶ Aucune différence morphologique n'est initialement décelable entre les embryons de sexe masculin et féminin (stade indifférencié), malgré le dimorphisme des chromosomes sexuels. L'orientation vers un phénotype masculin ou féminin se fait selon un calendrier différent avec un certain décalage chez les filles.

▶ La différenciation testiculaire débute vers la 7e semaine par la formation des cordons séminifères faits de cellules de Sertoli et de cellules germinales. Les cellules mésenchymateuses interstitielles constituent entre les cordons séminifères les cellules de Leydig. La différenciation ovarienne survient 3 à 4 semaines après celle des testicules et se caractérise par la formation des follicules ovariens. L'isolement de l'ovocyte dans les follicules ovariens coïncide avec le blocage de la première division de la méiose.

▶ Dans les deux sexes, la différenciation des voies génitales débute par la mise en place des canaux de Wolff et de Müller. Chez le fœtus de sexe masculin, les sécrétions hormonales testiculaires provoquent la régression des canaux de Müller et le développement des canaux de Wolff. Chez le fœtus de sexe féminin, en l'absence d'hormone antimullérienne, les canaux de Müller se développent et donnent les trompes, l'utérus et une partie du vagin. En l'absence de testostérone gonadique, les canaux de Wolff régressent.

▶

▶ Les organes génitaux externes, sous l'action de la DHT (dihydrotestostérone, dérivée de la testostérone après intervention d'une α-réductase), acquièrent un phénotype masculin. En l'absence de testostérone et de ses dérivées, la morphologie des ébauches des organes génitaux externes devient féminine.

▶ Le déterminisme sexuel est programmé lors de la fécondation par l'assortiment du tandem des chromosomes sexuels XX ou XY (sexe génétique). Le gène *SRY* est le gène déterminant de la différenciation testiculaire en synergie avec un ensemble d'autres gènes localisés sur d'autres chromosomes que le chromosome Y.

▶ La testostérone, la DHT et l'hormone antimullérienne sont les principaux facteurs masculinisants des voies génitales et des organes génitaux externes.

Cerveau et organes des sens

9

Le système nerveux central (SNC) [hémisphères cérébraux, tronc cérébral, cervelet, moelle épinière] est d'origine ectodermique. Son développement débute au milieu de la 3e semaine par la formation du tube neural primitif (neurulation), et à 12 semaines – en dehors du corps calleux –, toutes les structures cérebrales sont en place.

La différenciation du SNC suit un schéma général, conservé durant l'évolution, dominé par une polarisation antéropostérieure et dorsoventrale du tube neural primitif. L'histogenèse du SNC installe un ensemble interactif de neurones et de cellules gliales, d'une grande diversité, selon une organisation rigoureuse à l'échelle cellulaire et moléculaire (neuronogenèse). La maturation du SNC est longue et ne s'achève qu'à l'âge adulte.

Neurulation

La neurulation survient entre les 3e et 4e semaines et regroupe deux types d'événements différents nommés « neurulation primaire » et « neurulation secondaire » (fig. 9.1).

Neurulation primaire

La neurulation primaire permet la différenciation neuroépithelium, la formation et l'internalisation du tube neural primitif dans la région dorsale de l'embryon. Une composante du mésoderme somitique (sclérotome) constitue autour du tube neural les vertèbres (canal rachidien). La boîte crânienne et la face se constituent au contact de la partie antérieure du tube neural à partir de l'ectomésenchyme, un tissu mésenchymateux particulier (voir crêtes neurales). L'épiderme est d'origine ectodermique, mais le derme, l'hypoderme et leurs vaisseaux dérivent du mésenchyme sous-jacent.

La neurulation primaire se déroule en trois étapes de plaque neurale, gouttière neurale et tube neural. La plaque neurale apparaît dès le milieu de la 3e semaine et signe la transformation neuroblastique de l'ectoderme indifférencié en neuroépithélium. La plaque forme un épaississement en « raquette » sur la face dorsale du disque embryonnaire, en avant du nœud de Hensen. La gouttière neurale, identifiable vers j19, résulte de la surélévation des berges de la plaque neurale qui restent en continuité avec l'ectoderme.

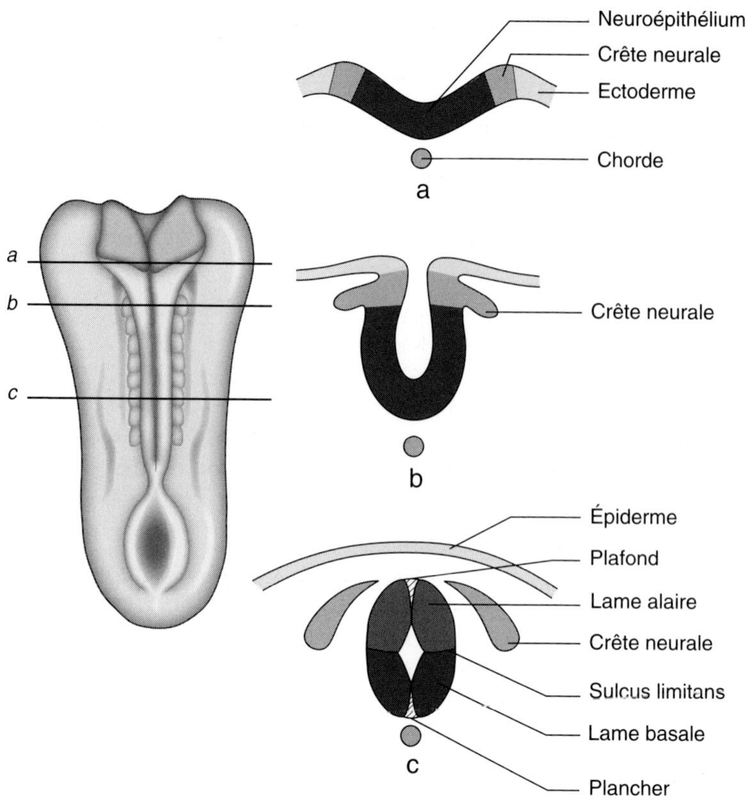

Fig. 9.1.
Neurulation primaire.
Vue dorsale du disque embryonnaire : coupes transversales antéropostérieures montrant les différents stades de fermeture du tube neural. **a.** Plaque neurale. **b.** Gouttière neurale. **c.** Tube neural.
D'après F. Encha-Razavi, E. Escudier. Embryologie humaine : de la molécule à la clinique. Masson, 4e éd.

Le tube neural se forme après accolement et fusion des lèvres de la gouttière. La fusion débute à la hauteur des 3e et 4e somites et progresse vers les régions caudale et céphalique. Les extrémités céphalique et caudale (neuropores antérieur et postérieur) se ferment en dernier, vers la fin de la 4e semaine (j24 et j26, respectivement).

Neurulation secondaire

La neurulation secondaire survient entre les 3e et 7e semaines, dans la région caudale de l'embryon (éminence caudale). Dans le bloc de tissu indifférencié de l'éminence caudale (mis en place lors de la gastrulation), de multiples néocavités confluent en un canal distinct. Ce canal s'ouvre dans la partie caudale du tube neural primitif. Le tissu mésenchymateux environnant participe à la formation des autres éléments de l'appendice caudal, à l'origine des vertèbres sacrées et coccygiennes. Dans l'espèce humaine, le reste de l'appendice caudal régresse.

Tableau 9.I. **Diversité phénotypique des cellules crêtes neurales.**

Neurones	Ganglions sensoriels de certains nerfs crâniaux Ganglions spinaux Ganglions des systèmes nerveux autonomes sympathique et parasympathique
Cellules gliales	Cellules satellites Cellules de Schwann
Cellules endocrines ou paraendocrines	Médullosurrénale Paraganglions adrénergiques Cellules à calcitonine de la thyroïde Cellules de type I du corps carotidien
Cellules pigmentaires	Mélanoblastes
Méninges	Des hémisphères cérébraux
Ectomésenchyme	Squelette craniofacial Odontoblastes Tissu conjonctif et musculaire de la paroi des gros vaisseaux dérivés des arcs aortiques Tissu conjonctif des glandes pituitaires, lacrymales, salivaires, thyroïde, parathyroïdes et du thymus Contribution aux muscles striés de la face et du cou

Crêtes neurales

Les crêtes neurales correspondent à un groupe de cellules ectodermiques très particulières, issues de la gouttière neurale à la jonction du neuroépithélium et de l'ectoderme.

Ces cellules sont dotées d'un grand pouvoir de migration. Elles quittent le tube neural au début de la 4e semaine et migrent d'une région précise du tube neural vers une destination déterminée (fig. 9.1). Ces cellules ont une grande diversité phénotypique. Elles sont à l'origine d'un ensemble très hétérogène d'organes, de tissus et de cellules résumé dans le tableau 9.I. Dans la région céphalique, les crêtes neurales acquièrent les caractères de cellules mésenchymateuses et constituent l'ectomésenchyme. Dans la région du tronc, elles constituent les ganglions spinaux du système nerveux périphérique en suivant la métamérisation des somites.

Organisation du tube neural primitif

Le tube neural primitif (TNP) est doté d'une organisation segmentaire avec une polarité antéropostérieure (crâniocaudale) et dorsoventrale.

Polarité antéropostérieure

Le TNP présente dans sa partie antérieure (crâniale) trois territoires anatomiques à l'origine des vésicules cérébrales primaires (prosencéphale, mésencéphale et rhombencéphale). Ces segments sont séparés par trois inflexions (cervicale, mésencéphalique et pontique) et formés de

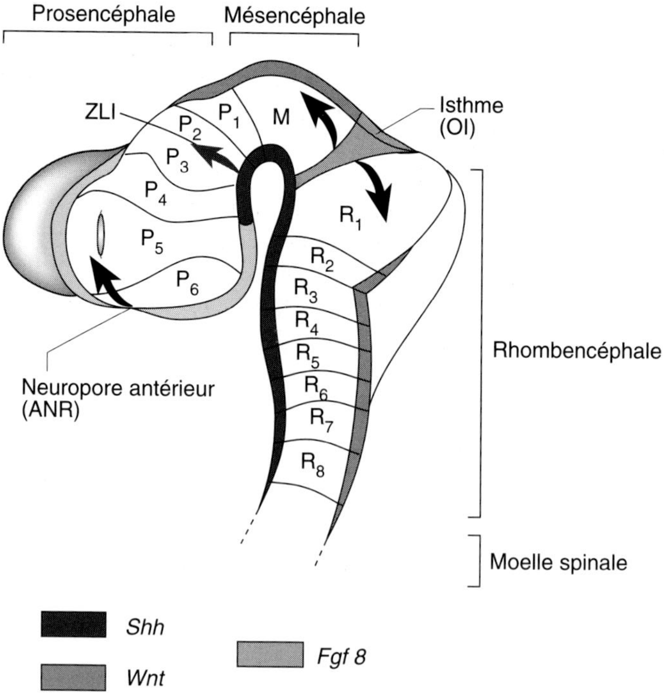

Fig. 9.2.
Tube neural primitif.
Organisation craniocaudale et dorsoventrale corrélée au patron d'expression de Shh, Wnt et Fgf-8. Les flèches noires indiquent les sites d'induction planaire ; la flèche orange indique la ZLI. ANR : *anterior neural ridge* ; OI : organisateur isthmique ; ZLI : zona limitans interthalamique.
D'après Gilbert SF. Developmental Biology. Sunderland : Sinauer Associates ; 2000.

territoires plus petits, nommés neuromères (fig. 9.2). Le devenir des neuromères, au nombre de 16, dépend de leur potentiel intrinsèque et de leur position le long du TNP. La différenciation des neuromères est modulée par des facteurs de transcription diffusibles, produits en des points précis du TNP, nommés centres organisateurs. Ces facteurs diffusibles (morphogènes) agissent le long du tube neural de façon dose-dépendante et orientent la différenciation des neuromères (induction planaire).

Polarité dorsoventrale

Le TNP présente une lumière et une paroi, divisée en deux zones ventriculaire et marginale. La lumière est à l'origine du réseau ventriculaire où circule le liquide céphalorachidien. La zone ventriculaire est constituée de neuroépithélium fait de cellules souches avec un potentiel à la fois neural et glial. La zone marginale est essentiellement fibrillaire. La polarité dorsoventrale du TNP se manifeste par l'organisation des aires motrices et sensitives respectivement dans les régions ventrale et dorsale du tube. Tout le long du TNP, les neurones moteurs se différencient dans la région ventrale (lame basale, ou tegmentum) et les neurones de relais sensitifs se mettent en place dans sa partie dorsale (lame alaire, tectum) [fig. 9.1]. Latéralement, le sulcus limitans sépare les aires motrice et sensitive. Les aires motrices sont reliées au niveau de la ligne médiane par le « plancher » et les aires sensitives par le « toit ». Cette organisation se conserve au niveau de la partie caudale du tube qui donne la moelle épinière, où la substance grise en position centrale reste entourée par la substance blanche. En revanche, la différenciation de la partie crâniale du tube s'éloigne de ce schéma général et s'oriente vers une organisation différente de la substance grise, qui se place en périphérie de la substance blanche (cortex) et autour du réseau ventriculaire (noyaux gris profonds) [fig. 9.3, tableau 3.II].

Devenir des vésicules cérébrales primitives

Le devenir des vésicules cérébrales primitives varie en fonction de leur situation le long du tube neural (polarité antéropostérieure). Au niveau du pôle crânial (antérieur), le prosencéphale donne une paire de vésicules télencéphaliques symétriques de part et d'autre du diencéphale qui reste médian (fig. 9.3). Le mésencéphale ne se divise pas. Le rhombencéphale donne le métencéphale et le myélencéphale en continuité avec la moelle épinière. Les dérivés des vésicules cérébrales sont résumés par le tableau 9.II.

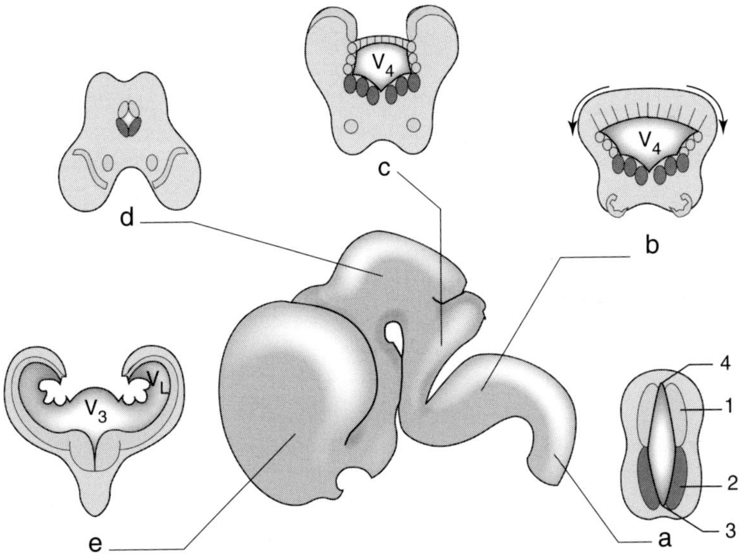

Fig. 9.3.
Développement des vésicules cérébrales.
Coupes frontales passant par : la partie caudale du tube **(a)** ; le rhombencéphale **(b,c)** ; le mésencéphale **(d)** ; le prosencéphale **(e)**. 1 : lame alaire ; 2 : lame fondamentale ; 3 : plancher ; 4 : plafond. V4 : 4e ventricule ; V3 : 3e ventricule ; VL : ventricule latéral.
D'après F. Encha-Razavi, E. Escudier. Embryologie humaine : de la molécule à la clinique. Masson, 4e éd.

Tableau 9.II. **Dérivés des vésicules cérébrales.**

Vésicules primaires	Vésicules secondaires	Dérivés		Lumière
		Plancher	Plafond	
Prosencéphale	Télencéphale Diencéphale	Claustrum Noyau caudé Épiphyse Rétine Neurohypophyse Noyaux striés Thalamus Hypothalamus	Cortex Lamina terminalis	VL V3
Mésencéphale	Mésencéphale	Pédoncules	TQJ	AS
Rhombencéphale	Métencéphale Myélencéphale	Protubérance Bulbe Pédoncules cérébelleux	Cervelet Toile choroïdienne	V4 V4

VL : ventricule latéral ; V3 : 3e ventricule ; AS : aqueduc de Sylvius ; V4 : 4e ventricule ; TQJ : tubercules quadrijumeaux.

Développement des hémisphères cérébraux

Les hémisphères cérébraux dérivent des vésicules télencéphaliques et du diencéphale, à l'origine respectivement du cortex cérébral et des noyaux gris centraux. Leur lumière donne les ventricules latéraux (VL) qui communiquent avec le V3, par l'intermédiaire des trous de Monro. La formation concomitante des plexus choroïdes dans le système ventriculaire assure la synthèse du liquide cérébrospinal. Le plafond du diencéphale correspond à la lamina terminalis qui constitue le toit du troisième ventricule (V3), où se forme le corps calleux. L'hypophyse (ou glande pituitaire) se forme au cours de la 3e semaine à partir de deux ébauches d'origine et de devenirs différents, l'infundibulum et la poche de Rathke (fig. 9.4).

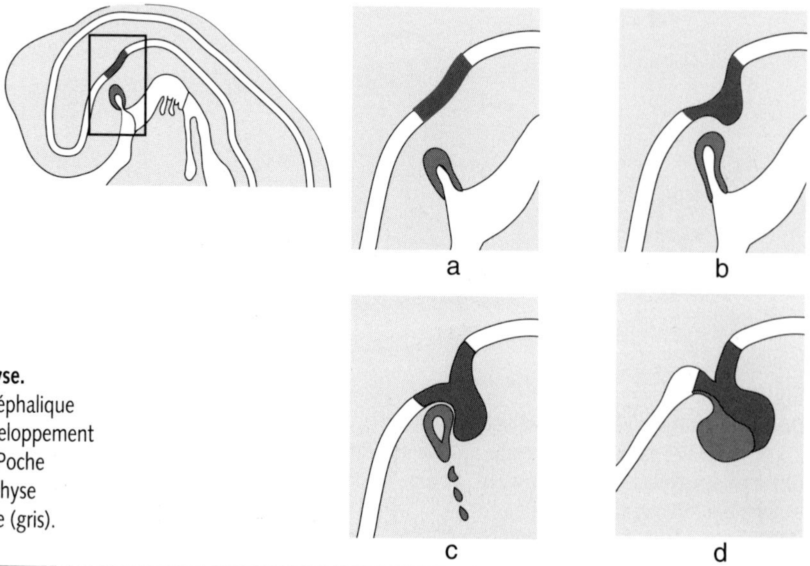

Fig. 9.4.
Ontogenèse de l'hypophyse.
Coupe sagittale du pôle céphalique à différents stades du développement de l'hypophyse **(a,b,c,d)**. Poche de Rathke et adénohypophyse (orange), neurohypophyse (gris).
D'après F. Encha-Razavi.

Cortex cérébral

Le cortex cérébral (néocortex) est la structure dominante des hémisphères cérébraux chez les mammifères. Son expansion permet la croissance cérébrale et l'installation des circonvolutions.

Un ensemble de processus (multiplication, migration, différenciation, synaptogenèse, apoptose, myélinogenèse) assure la mise en place du cortex cérébral à partir du neuroépithélium qui occupe la zone ventriculaire du TNP. Le neuroépithélium est constitué de cellules bipolaires, reliées par des systèmes de jonctions apicales (glie radiaire). Ces cellules sont des cellules souches multipotentes, à l'origine des neurones et des cellules gliales (fig. 9.5). Les clivages des cellules souches donnent une cellule qui se retire du cycle mitotique et entre en migration (cellule post-mitotique ou neuroblaste) et une nouvelle cellule souche, qui conserve sa capacité de division. Certains territoires du cerveau (bulbes olfactifs, hippocampe, épendyme) conservent des cellules souches multipotentes tout au long de la vie.

La migration neuronale est un processus asynchrone qui se poursuit jusqu'à l'épuisement de la réserve cellulaire de la zone ventriculaire. La migration peut se faire de façon radiaire ou de façon tangentielle. Les premiers neurones se déplacent par mouvements de translation.

La migration radiaire concerne les cellules de la zone ventriculaire des vésicules télencéphaliques (télencéphale dorsal). Elle s'opère le long de la glie radiaire (fig. 9.6). Au terme de la migration neuronale, les prolongements de la glie radiaire régressent, alors que les corps cellulaires persistent au niveau de l'épendyme (épendymocytes, tanycytes et astrocytes). Les astrocytes entrent dans la constitution de la barrière sang/cerveau et participent au niveau de la surface du cerveau à la formation de la glie limitans, une membrane qui isole le cerveau de la pie-mère et du liquide céphalorachidien. Contrairement aux cellules de Schwann, qui assurent la myélinogenèse du système nerveux

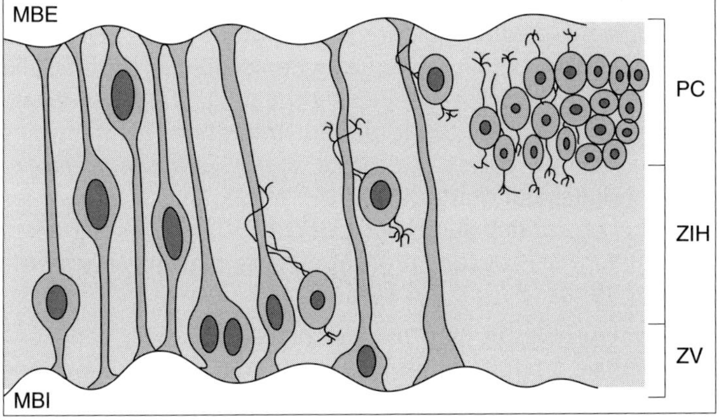

Fig. 9.5.
Division cellulaire et migration neuronale.
PC : plaque corticale; ZIH : zone intermédiaire de His; ZV : zone ventriculaire; MBI : membrane basale interne; MBE : membrane basale externe.

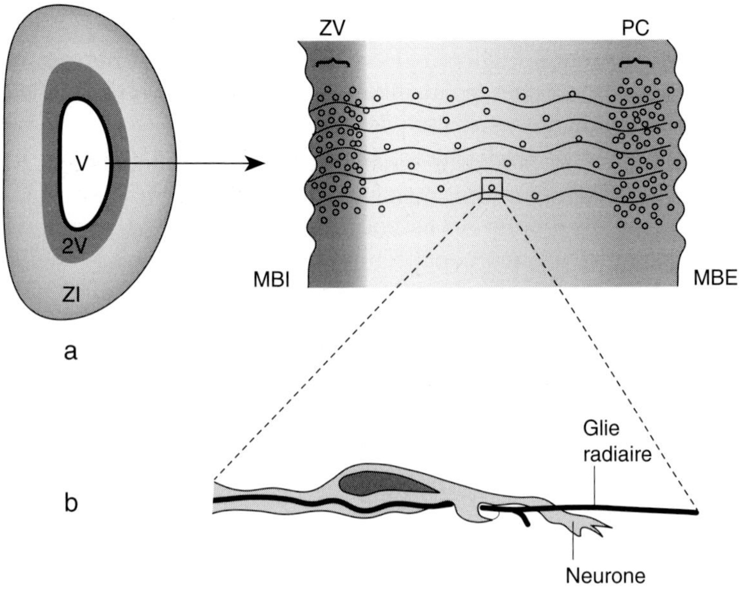

Fig. 9.6.
Schéma de la corticogenèse.
a. Manteau cérébral avec les zones ventriculaire (ZV et intermédiaire (ZI) et la plaque corticale (PC). **b.** Gros plan sur le mécanisme de la migration neuronale le long de la glie radiaire. MBI : membrane basale interne; MBE : membrane basale externe.
D'après F. Encha-Razavi, E. Escudier. Embryologie humaine : de la molécule à la clinique. Masson, 4e éd.

périphérique, les cellules à l'origine de la myéline du SNC ne dérivent pas des cellules des crêtes neurales. Les cellules de la microglie appartiennent au groupe des macrophages.

Histogenèse corticale

L'histogenèse du cortex cérébral (corticogenèse) se déroule en deux temps (fig. 9.7). Une première vague de migration met en place la « préplaque » faite de cellules pionnières (cellules de Cajal-Retzius et cellules de la sous-plaque) qui migrent par translation. Les autres vagues migrantes scindent la préplaque en deux couches superficielle et profonde, entre lesquelles elles constituent la plaque corticale (future substance grise). Au terme de leur migration, les neurones occupent au niveau du cortex une place à une « adresse précise ». Les premières cellules qui quittent le cycle mitotique constituent les couches les plus profondes du cortex (couches VI, V). Les dernières cellules franchissent les couches profondes et se placent en superficie (couches IV, III, II).

Une partie des neuroblastes en provenance des éminences ganglionnaires (télencéphale ventral) empruntent une voie de migration tangentielle pour atteindre la région périventriculaire, d'où elles atteignent

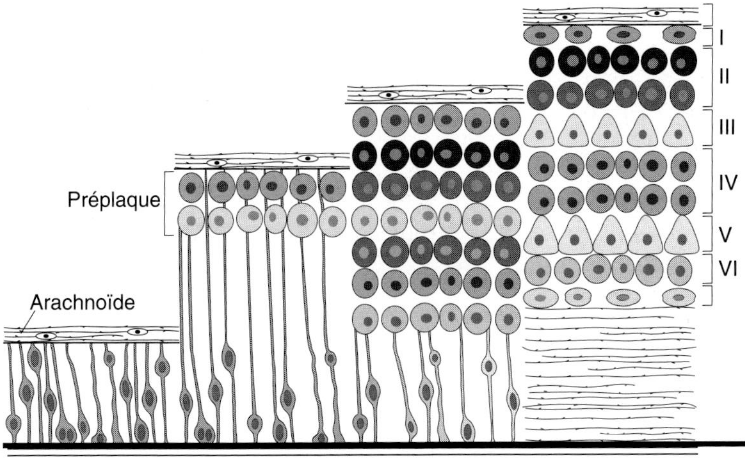

Fig. 9.7.
Dynamique de la corticogenèse.
Mise en place de la préplaque et de la plaque corticale avec ses différentes couches de cellules granulaires (I, II, IV, VI) et pyramidales (III, V).

le cortex. Ces cellules donnent les interneurones GABAergiques du cortex cérébral. La synaptogenèse va de pair avec la différenciation neuronale. La guidance axonale est régie par l'équilibre entre des molécules signalétiques attractives et répulsives. Les hormones thyroïdiennes favorisent la différenciation dendritique, le NGF (*nerve growth factor*) intervient dans le développement (et la régénération) des axones. Au cours de la corticogenèse, un grand nombre de neurones meurt par apoptose.

La myélinisation progresse de manière caudocéphalique. Elle débute au niveau des racines de la moelle épinière et du tronc cérébral (22e à 24e semaine), puis s'effectue dans les hémisphères cérébraux (à partir de la 30e semaine). Au niveau de la moelle épinière, la myélinisation progresse de haut en bas.

Gyration des hémisphères cérébraux

Durant la première moitié de la grossesse, l'augmentation de la taille du cerveau est relativement faible et l'absence de circonvolutions lui donne un aspect lisse. La seconde moitié de la grossesse est marquée par la croissance cérébrale et l'installation des circonvolutions. Le manteau s'épaissit par rapport aux cavités ventriculaires, qui deviennent virtuelles.

La maturation neuronale, la multiplication massive de la glie et la myélinisation assurent la croissance cérébrale. Le poids moyen du cerveau passe de 50 à 400 g entre les 20e et 38e semaines. Les paramètres de la croissance cérébrale (poids, taille, circonvolutions) sont des critères fiables d'évaluation de la maturation fœtale (fig. 9.8).

Après la naissance, la croissance cérébrale se ralentit alors que la myélinisation progresse au niveau des hémisphères (reflétée par les acquisitions psychomotrices de l'enfant). La synaptogenèse (favorisée par

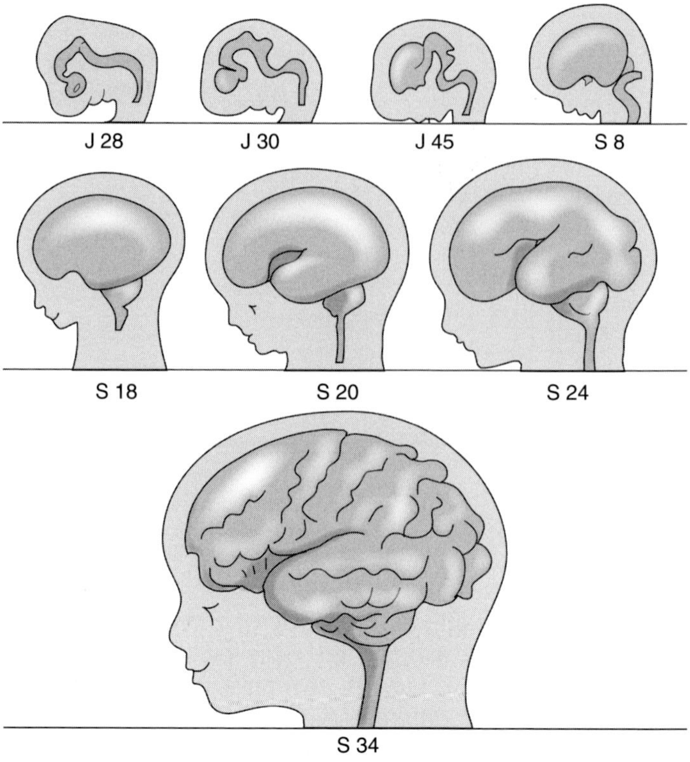

Fig. 9.8.
Croissance des hémisphères cérébraux.

les stimulations externes) se poursuit après la naissance parallèlement à la myélinogenèse.

Développement du tronc cérébral

Le mésencéphale change peu. Il forme les pédoncules cérébraux (lieu de passage des fibres corticospinales). La courbure céphalique le sépare du prosencéphale. La lumière du mésencéphale se rétrécit et forme l'aqueduc de Sylvius, entouré par les lames fondamentales, à l'origine des noyaux des nerfs crâniens (IV, III). Les lames alaires constituent les tubercules quadrijumeaux.

Développement du cervelet

Le cervelet apparaît dès la fin de la 6e semaine et acquiert sa forme définitive en fin de grossesse, mais sa maturation se poursuit bien après la naissance (fig. 9.9). Le cervelet dérive de la lèvre rhombique qui correspond aux lames alaires du métencéphale (1er rhombomère). Au niveau du rhombencéphale, la lumière du tube neural s'évase en un quatrième ventricule en forme de losange (V4). Le plafond du V4

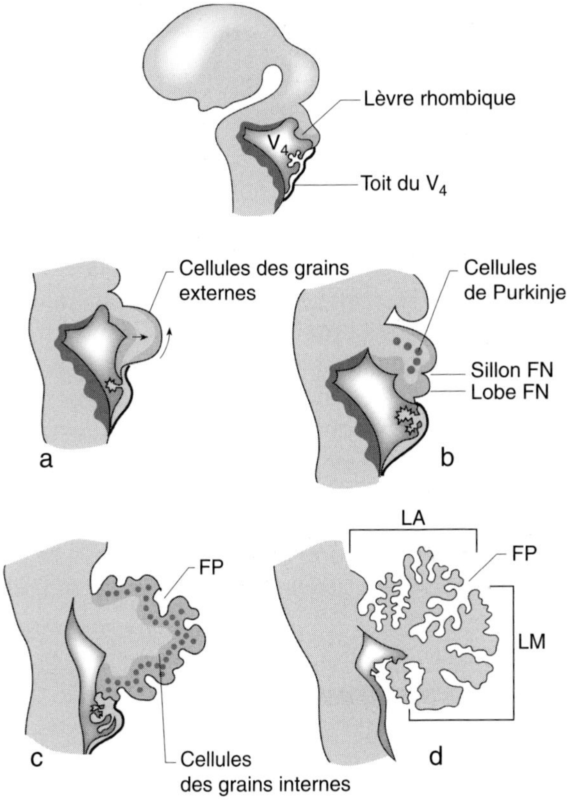

Fig. 9.9.
Ontogenèse du cervelet à des stades successifs du développement.
Coupes sagittales du tube neural centrées sur le rhombencéphale montrant les stades successifs du développement du vermis à 12, 14, 16, 26 semaines **(a,b,c,d)**. FN : floculonodulaire; FP : fissure primaire; LA : lobe antérieur; LM : lobe moyen.
D'après F. Encha-Razavi, Embryologie humaine : de la molécule à la clinique. Masson, 4e éd.

s'étire en une fine membrane épendymaire, doublée d'arachnoïde (toile choroïdienne), et forme le toit du V4 ainsi que les plexus choroïdes. Les orifices de Luschka (latéraux) et de Magendie (médian) se forment au niveau du toit du V4 et permettent le passage du liquide céphalorachidien hors des cavités ventriculaires. L'étirement du toit du V4 latéralise les lames alaires. Les lames fondamentales donnent les afférences, et les lames alaires les efférences somatiques et viscérales. Vers la 10e semaine, l'ébauche du cervelet fait saillie sur la face dorsale du métencéphale, au-dessus du V4. Elle donnera dans sa partie médiane le vermis en continuité de part et d'autre avec les hémisphères cérébelleux. La surface du cervelet, d'abord lisse, se creuse de sillons qui délimitent des circonvolutions nommées foliums. La foliation du cervelet témoigne de l'expansion du cortex cérébelleux (fig. 9.9).

Le développement cytoarchitectonique du cervelet met en jeu des neurones de deux sources différentes. Un contingent de cellules en provenance des lames alaires (lèvres rhombiques) migre vers la surface du cervelet, où il constitue la couche des grains externes. Les cellules de la couche des grains externes ont un grand potentiel mitotique, conservé tout au long de la période fœtale. C'est à partir de cette zone de réserve que la migration cellulaire s'effectue en profondeur, où s'organise la couche des grains internes. La migration cellulaire se poursuit jusqu'à l'épuisement de la réserve des neurones de la couche des grains externes (un an et demi après la naissance).

Les cellules issues de la région périventriculaire du V4 (zone germinale) donnent les cellules de Purkinje qui s'intercalent entre les couches des grains externes et internes. Les noyaux profonds du cervelet dérivent aussi du contingent cellulaire périventriculaire.

Développement de la moelle épinière

Au niveau de la substance grise, les lames fondamentale et alaire forment les cornes antérieures et postérieures de la moelle. La substance blanche occupe la périphérie de la substance grise et livre passage aux axones des neurones médullaires et extramédullaires d'origine corticale (faisceau pyramidal) et cristoneurale (faisceau de Goll et Burdach). La conservation de l'organisation segmentaire de la moelle assure la métamérie, caractérisée par une corrélation entre les neuromères (ensemble représenté par les racines motrice et sensitive et le ganglion spinal) et les dérivés des somites (myotomes et dermatomes). L'éminence caudale donne la partie terminale de la moelle épinière (filum terminale).

Développement des organes des sens

Les organes des sens ont une origine neuroectodermique avec une forte participation mésenchymateuse et un apport de cellules des crêtes neurales.

Dans la région céphalique, les placodes, proliférations ectoblastiques, forment les ébauches des organes sensoriels : placodes optiques (à l'origine du cristallin) et otiques (à l'origine du labyrinthe membraneux de l'oreille interne et des cellules nerveuses des ganglions de Corti et de Scarpa).

Développement des yeux

Les yeux se forment dès la 4e semaine à partir d'ébauches ectodermique, neurale et mésodermique avec une participation des cellules des crêtes neurales. L'ébauche ectodermique (placode optique) est à l'origine du cristallin, l'ébauche neurale (vésicules optiques) dérivée du cerveau antérieur forme la rétine. Les autres tuniques de l'œil dérivent du mésenchyme environnant, colonisé par les cellules des crêtes neurales (fig. 9.10).

Développement des oreilles

Les oreilles dérivent de l'appareil branchial et des placodes otiques (fig. 9.11).

L'oreille externe formée du pavillon et du conduit auditif externe dérive de la 1re fente pharyngée (d'origine ectodermique) et des 1er et 2e arcs branchiaux (voir le chapitre 5).

La 1re poche pharyngée (endodermique) donne la cavité tympanique. Le mésenchyme des 1er et 2e arcs pharyngés donne les précur-

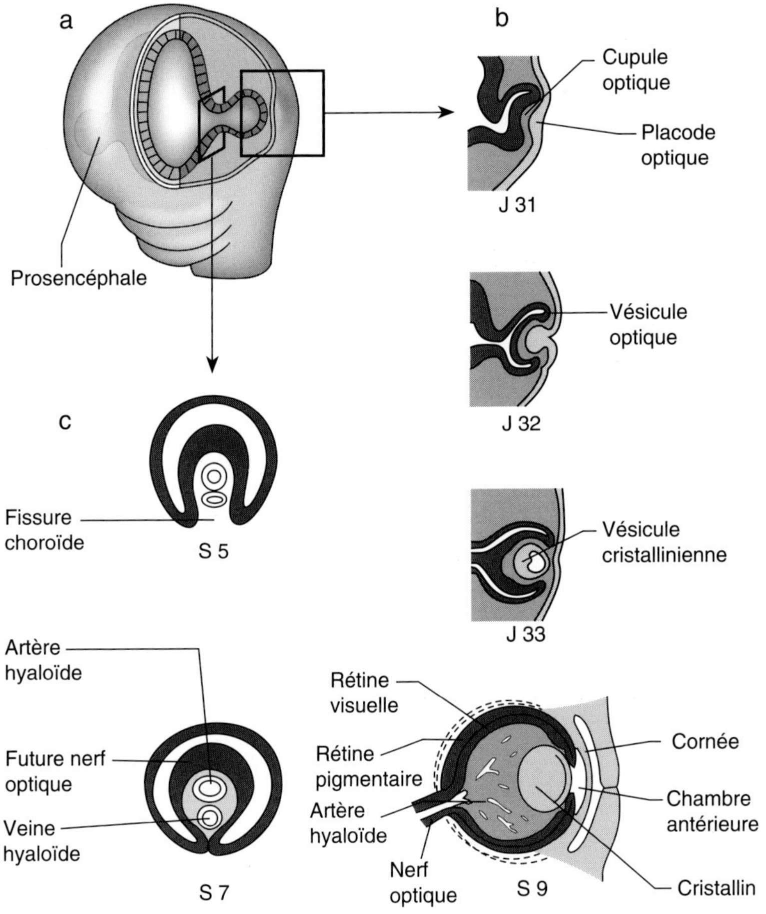

Fig. 9.10.
Développement de l'œil.
a. Vue antérieure du pôle céphalique (après résection latérale du proencéphale) montrant l'émergence des vésicules optiques. **b.** Étapes successives du développement de l'œil (coupes frontales).
c. Développement du nerf optique (coupes transversales).
D'après F. Encha-Razavi, E. Escudier. Embryologie humaine : de la molécule à la clinique. Masson, 4e éd.

seurs cartilagineux des trois osselets de l'oreille moyenne (marteau, enclume, étrier) et leurs muscles (9e semaine). À la fin de la période fœtale, les osselets deviennent fonctionnels et entrent en relation les uns avec les autres ainsi qu'avec les autres structures de l'oreille moyenne et interne.

L'oreille interne dérive de la placode otique (ectodermique) à l'origine de la vésicule otique. L'étranglement de la vésicule otique met en place le complexe de l'utricule (dorsal) et du saccule (ventral). Entre les 9e et 23e semaines, le mésenchyme environnant du labyrinthe membraneux se chondrifie puis s'ossifie et donne le labyrinthe osseux.

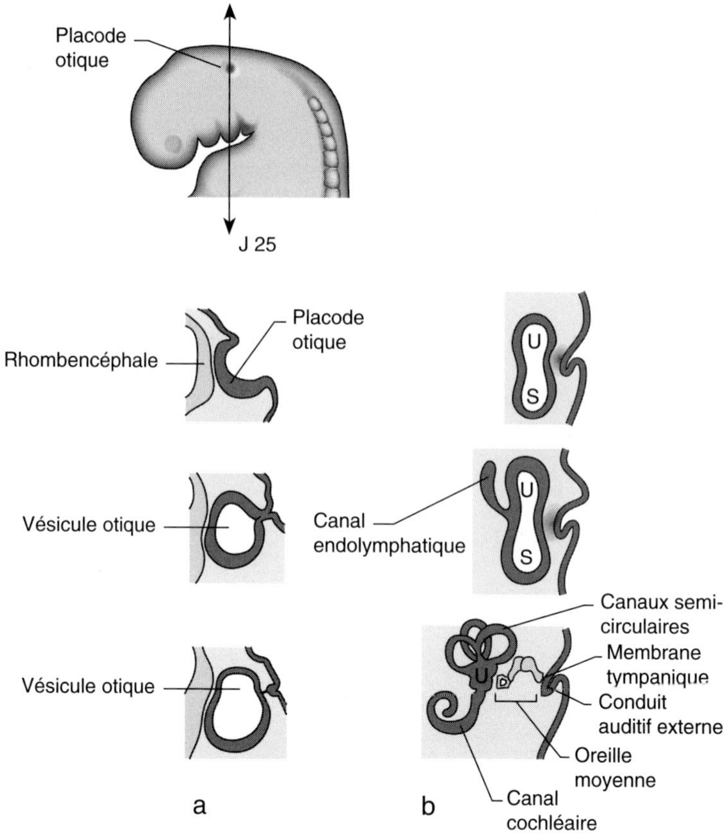

Fig. 9.11.
Développement de l'oreille.
a. Formation de la vésicule otique (S3-S4). **b.** Devenir de la vésicule otique. U : utricule ; S : saccule.
D'après F. Encha-Razavi, E. Escudier. Embryologie humaine : de la molécule à la clinique. Masson, 4e éd.

À RETENIR

▶ Le SNC (hémisphères cérébraux, tronc cérébral, cervelet, moelle épinière) est d'origine ectodermique. Son développement débute au milieu de la 3e semaine par la formation du tube neural primitif (neurulation), et à 12 semaines – en dehors du corps calleux – toutes les structures sont en place.

▶ L'histogenèse du SNC installe un ensemble interactif de neurones et de cellules gliales, d'une grande diversité, selon une organisation rigoureuse à l'échelle cellulaire et moléculaire (neuronogenèse). La maturation du SNC est longue et ne s'achève qu'à l'âge adulte.

▶ La neurulation primaire permet la différenciation du tube neural primitif et son internalisation dans la région dorsale de l'embryon.

▶ Les crêtes neurales correspondent à un groupe de cellules ectodermiques très particulières, issues de la gouttière neurale à la jonction du neuroépithélium et de l'ectoderme. Elles ont un grand pouvoir de migration et une grande diversité phénotypique. ▶

- Le tube neural présente dans sa partie antérieure (crâniale) trois territoires anatomiques à l'origine des vésicules cérébrales primaires (prosencéphale, mésencéphale et rhombencéphale).
- La polarité dorsoventrale du tube neural se manifeste par l'organisation des aires motrices et sensitives respectivement dans les régions ventrale et dorsale du tube.
- Les hémisphères cérébraux dérivent des vésicules télencéphaliques et du diencéphale. Leur lumière donne les ventricules latéraux qui communiquent avec le V3. La formation concomitante des plexus choroïdes dans le système ventriculaire assure la synthèse du liquide cérébrospinal. Le plafond du diencéphale correspond à la lamina terminalis qui constitue le toit du troisième ventricule (V3), où se forme le corps calleux.
- Le cortex cérébral (néocortex) est la structure dominante des hémisphères cérébraux chez les mammifères. Son expansion permet la croissance cérébrale et l'installation des circonvolutions.
- Durant la première moitié de la grossesse, l'augmentation de la taille du cerveau est relativement faible et l'absence de circonvolutions lui donne un aspect lisse. La seconde moitié de la grossesse est marquée par la croissance cérébrale et l'installation des circonvolutions. Le manteau s'épaissit par rapport aux cavités ventriculaires, qui deviennent virtuelles.
- Le cervelet apparaît dès la fin de la 6e semaine et acquiert sa forme définitive en fin de grossesse, mais sa maturation se poursuit bien après la naissance.

Malformations congénitales et tératogenèse

10

Classification des malformations
Diagnostic anténatal

On dénomme « malformation congénitale » « toute déviation de forme et/ou de structure d'un organe présente au moment de la naissance ». Cette définition de l'Organisation mondiale de la santé (OMS) ne tient pas compte de la sévérité de la malformation qui peut être majeure ou mineure, isolée ou associée (*polymalformations*). Les malformations majeures peuvent être au-dessus de toute ressource thérapeutique (comme les anencéphalies) ou bénéficier d'un traitement médical et/ou chirurgical (malformations cardiaques, fentes faciales). Leur fréquence, estimée à 3 % des naissances vivantes, passe à 5 % à la fin de la première année de la vie. Les malformations mineures sont souvent sans gravité si elles restent isolées (comme l'hexadactylie), mais l'association de plusieurs malformations mineures peut révéler un syndrome polymalformatif grave.

L'embryologie moléculaire a permis de lier les malformations congénitales à une déficience des cascades moléculaires qui régissent l'organogenèse et/ou la morphogenèse (voies de signalisation). En effet, le fonctionnement des voies de signalisation peut être perturbé par les anomalies génétiques (malformations primaires) mais également par un facteur exogène tératogène (malformations secondaires). Toutefois, les causes des malformations congénitales restent inconnues dans la majorité des cas (tableau 10.I). L'arrivée de nouvelles générations de techniques cytogénétiques et de biologie moléculaire devrait améliorer l'identification des causes et la compréhension des mécanismes des malformations congénitales.

Tableau 10.I. **Causes des malformations congénitales.**

Cause	Fréquence (%)
Génique	7,5
Chromosomique	6,0
Exogène	6,5
Multifactorielle	20,0
Inconnue	60,0

Classification des malformations

La classification des malformations se fait selon une nomenclature internationale. On oppose les malformations primaires, d'origine intrinsèque (constitutionnelle), aux malformations secondaires, d'origine extrinsèque (secondaire ou acquise). Les malformations dues à une contrainte mécanique sont nommées « déformations ». Les anomalies d'histogenèse sont nommées dysplasies.

Un « syndrome » désigne un ensemble polymalformatif relevant de la même cause (comme la trisomie 21 ou le syndrome de DiGeorge). Une association définit la présence non aléatoire de plusieurs malformations relevant *a priori* d'une même cause, mais non identifiée (comme l'association VACTER, réunissant des malformations vertébrale, anale, cardiaque, trachéale et radiale). Une séquence est une cascade d'anomalies consécutives à un événement délétère (séquence d'akinésie fœtale [SDAF]).

Malformations primaires

Les malformations primaires résultent de mutations chromosomiques ou géniques.

Maladies chromosomiques

Le développement harmonieux d'un nouvel individu dépend avant tout de l'existence, dans son génome, de deux lots haploïdes de 23 chromosomes (euploïdie) d'origine maternelle et paternelle (complémentarité des génomes).

Un nouveau-né sur 100 est porteur d'une anomalie chromosomique (équilibrée ou non), également dénommée « mutation chromosomique ». Plus de 200 syndromes chromosomiques ont été identifiés. En règle générale, les déséquilibres autosomiques, mêmes mineurs, s'accompagnent d'un retard mental, et les syndromes chromosomiques présentent un phénotype évocateur. En revanche, les malformations viscérales associées, bien que fréquentes, sont inconstantes et présentent un profil semispécifique.

On distingue les anomalies de nombre (aneuploïdie) et les anomalies de structure.

Aneuploïdie

Les aneuploïdies résultent d'une non-disjonction chromosomique, pouvant survenir au cours de la gamétogenèse (méiose I ou II) ou après la fécondation (mitose). Selon leur moment de survenue, les aneuploïdies peuvent être homogènes ou en mosaïque.

La non-disjonction de chromosomes au cours de la méiose aboutit à la formation de gamètes déséquilibrés pour le chromosome concerné. La fécondation de tels gamètes crée, selon le nombre d'exemplaire(s) de chromosomes présents, une monosomie (chromosome unique) ou une trisomie (chromosome en triple exemplaire) homogène (présente dans toutes les cellules de l'individu). Si la non-disjonction survient après la fécondation, elle réalise une monosomie ou une trisomie en mosaïque (présente dans quelques lignées cellulaires seulement). Tous les chromosomes (autosomes et gonosomes) peuvent être impliqués dans les aneuploïdies. Néanmoins, des syndromes chromosomiques distincts n'ont été identifiés que pour un nombre limité d'entre eux, ce qui laisse penser que la plupart des aneuploïdies sont incompatibles avec la survie de l'œuf et aboutissent à des fausses couches spontanées précoces. Une cause chromosomique est en effet retrouvée dans 50 % des fausses couches spontanées précoces.

Les polyploïdies se caractérisent par la présence de plus de deux lots haploïdes de chromosomes (par exemple, triploïdie = 69 chromosomes). Dues le plus souvent à la fécondation d'un ovule par deux spermatozoïdes, elles sont incompatibles avec la vie.

Exceptionnellement, deux zygotes peuvent fusionner et former un seul individu qui sera une chimère, formée de clones cellulaires différents. Cette différence est facile à démontrer sur le plan chromosomique, en présence de deux lignées de sexes opposés (XX/XY) dans le cadre d'un type particulier d'anomalie de développement sexuel (*disorder of sex development* [DSD]).

Anomalies de structure

Les anomalies de structure des chromosomes sont la conséquence de cassures et de réarrangements de la molécule d'ADN. Elles peuvent rester équilibrées ou réaliser des trisomies ou des monosomies partielles (plus ou moins bien tolérées, selon la nature et la quantité de gènes impliqués) [fig. 10.1]. Les anomalies équilibrées (inversions, translocations réciproques) sont en général sans traduction sur le phénotype de l'individu porteur. Elles perturbent l'appariement chromosomique lors de la méiose et représentent un risque non négligeable de malségrégation et de formation de gamètes déséquilibrés pour la descendance.

Les inversions résultent de cassures et de soudures, après l'inversion du segment impliqué : les inversions paracentriques touchent un bras du chromosome, les inversions péricentriques surviennent de part et d'autre du centromère. Les translocations correspondent à un transfert de segment d'ADN entre chromosomes non homologues : la translocation est simple en cas de transfert unilatéral et réciproque en cas d'échanges entre deux chromosomes. La translocation de deux chromosomes acrocentriques crée une aneuploïdie apparente (45 chromosomes, avec matériel génétique complet).

Parmi les remaniements déséquilibrés, les délétions résultent de cassure(s) et de perte de segment(s) de chromosomes (monosomies partielles). Les microdélétions sont des délétions minimes, détectables comme dans le syndrome de DiGeorge par les méthodes de cytogénétique moléculaire (*fluorescence in situ hybridization* [FISH], *comparative genomic hybridization* [CGH]-*array*). Les délétions qui impliquent les régions terminales de chromosomes (télomères) peuvent conduire à une fermeture du chromosome sur lui-même et à la formation d'anneaux. La réplication en deux (ou plusieurs) exemplaires d'un segment d'ADN conduit à une trisomie partielle (duplication).

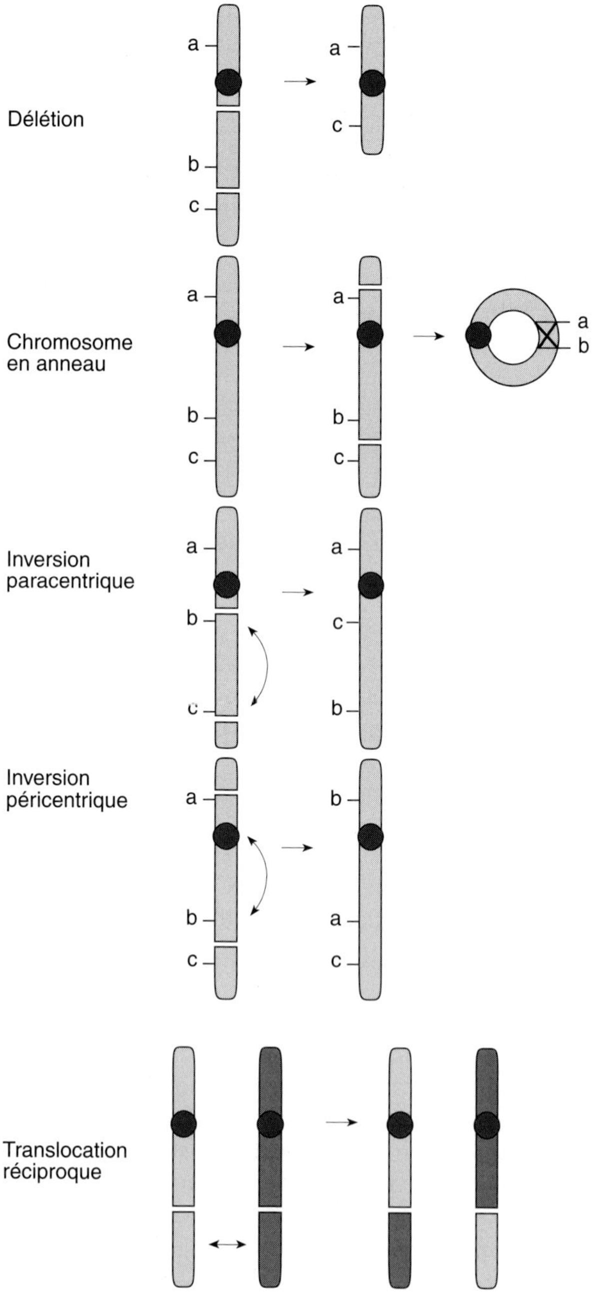

Fig. 10.1.
Anomalies de structure des chromosomes.
D'après F. Encha-Razavi, E. Escudier. Embryologie humaine : de la molécule à la clinique. Masson, 4e éd.

Maladies géniques

Maladies monofactorielles

Les anomalies d'un gène (ou d'un groupe de gènes proches) créent des mutations monogéniques transmissibles selon les lois de Mendel. Les mutations monogéniques peuvent être familiales ou se créer *de novo*, à la suite d'une erreur de réplication de l'ADN au moment de la méiose (mutation gamétique) ou de la mitose (mutation somatique). Tout individu est considéré comme porteur potentiel de plusieurs mutations qui seraient délétères à l'état homozygote. La probabilité de survenue des mutations *de novo* est estimée à 10^{-9}, ce qui revient à un total de trois mutations à chaque réplication, si l'on se réfère aux $3 \cdot 10^9$ paires de bases du génome haploïde.

Le risque d'apparition de la maladie chez le sujet porteur de mutation(s) dépend de la nature récessive ou dominante, autosomique ou gonosomique de la mutation.

▶ Mutations récessives autosomiques

L'hérédité récessive autosomique est la maladie de l'état homozygote, touchant un « foyer ». L'union de deux hétérozygotes pour la même mutation peut conduire à l'état homozygote pour cette mutation et à la révélation de la maladie la descendance. Cette situation est favorisée par la consanguinité parentale. Le risque d'apparition des maladies dépend de la fréquence de la mutation dans la population. Par exemple, la mutation de la mucoviscidose est présente chez 1 sujet sur 50 dans la population caucasienne en Europe ce qui explique la grande fréquence de la maladie. D'autres mutations sont rarissimes et se révèlent plus particulièrement au cours des unions consanguines.

Les allèles d'un même gène peuvent présenter des mutations différentes (hétérozygote composite). Des mutations oligogéniques sont des mutations bi- ou trialléliques touchant des gènes différents. Elles expliquent certaines pathologies récessives autosomiques à expression variable.

▶ Mutations dominantes autosomiques

L'hérédité dominante autosomique est la maladie de l'état hétérozygote. La mutation peut être héritée ou s'installer *de novo* (dans ce cas, les parents sont indemnes et les risques de récidive sont nuls, sauf en cas de mosaïque germinale). Les mutations dominantes à expression variable (comme la sclérose tubéreuse de Bourneville) représentent des situations complexes, où la maladie peut se révéler sous des formes cliniques variables, ce qui rend le conseil génétique difficile.

▶ Mutations des gonosomes

Les mutations du chromosome X considérées comme « dominantes » sont létales chez les fœtus de sexe masculin. Elles sont responsables d'un excès de fausses couches de fœtus de sexe masculin, alors que les fœtus de sexe féminin sont peu touchés (*incontinentia pigmenti*). Les mutations dites « récessives » du chromosome X sont fréquentes et définissent les maladies de l'état hémizygote (situation propre aux garçons qui n'ont qu'un chromosome X). Seuls les garçons hémizygotes pour le chromosome X peuvent exprimer la maladie. L'inactivation du chromosome X protège en principe les filles (porteuses saines).

Les mutations du chromosome Y peuvent interférer avec le déterminisme sexuel et la spermatogenèse.

Maladies multifactorielles

On qualifie de « multifactorielles » les affections héréditaires (comme les anomalies de fermeture du tube neural ou les fentes faciales) attribuées à l'effet additif de plusieurs gènes (multigénique) interagissant avec un ou plusieurs facteurs de l'environnement. On parle alors d'« hérédité multifactorielle », représentant 20 % des malformations congénitales.

D'autres groupes de maladies géniques

Des mutations ou délétions de l'ADN mitochondrial (ADNmt) d'origine ovulaire sont à l'origine de certaines cytopathies mitochondriales transmises exclusivement par la mère. Une forme de myopathie, une encéphalopathie et une forme de cécité font partie de ce groupe de maladies.

La méthylation de l'ADN est un phénomène épigénétique qui contrôle l'inactivation du chromosome X et des gènes soumis à l'empreinte. L'inactivation « biaisée » (non aléatoire) de l'X et des gènes soumis à l'empreinte permet d'expliquer des situations pathologiques comme l'expression des maladies liées à l'X chez les sujets de sexe féminin ou les maladies en relation avec des gènes soumis à l'empreinte.

Disomies uniparentales

L'homozygotie uniparentale (deux allèles de même origine) crée un état déficitaire pour l'allèle manquant (équivalent d'une mutation ou délétion).

L'homozygotie uniparentale, fondée sur la différence fonctionnelle entre les allèles paternels et maternels, peut être à l'origine de certaines pathologies congénitales et de maladies familiales dont le mode d'hérédité n'adhère pas aux lois de Mendel (maladies géniques à expression variable).

Malformations secondaires

Les malformations secondaires résultent de l'interférence d'un facteur exogène (tératogène) avec le développement d'un individu de constitution *a priori* normale. Les tératogènes altèrent les cellules, les tissus ou interfèrent avec les interactions tissulaires, contrairement aux mutagènes qui en modifient le matériel génétique. La constitution génétique de la mère (polymorphisme individuel), ses maladies (diabète, épilepsie, hypertension artérielle) ainsi que ses habitudes de vie et sa condition physique peuvent aussi intervenir.

Divers types d'agents tératogènes ont été identifiés. Les radiations, certaines infections virales ou parasitaires et l'exposition à certains toxiques sont bien connues pour induire des malformations. La liste des tératogènes potentiels ne peut être ni exhaustive ni définitive. Les centres de pharmacovigilance disposent d'une liste bien documentée de produits pharmaceutiques, ménagers ou autres avec leurs effets potentiels sur le développement normal. Mais il est extrêmement difficile de détecter un agent tératogène, sauf s'il provoque, comme la thalidomide, une augmentation notable de fréquence d'une malformation rare.

Période critique

Face aux agents tératogènes, les risques encourus par l'embryon et le fœtus sont nombreux et complexes et dépendent essentiellement de trois facteurs : la période critique du développement embryonnaire, une prédisposition héréditaire à la malformation, une prédisposition héréditaire à l'effet tératogène.

L'action tératogène d'un facteur exogène dépend avant tout du moment de son intervention. Avant la fécondation, les radiations ionisantes et les antitumoraux ont une action mutagène sur les chromosomes de la lignée germinale. Au stade de totipotence des blastomères, la réponse de l'œuf aux agressions se fait selon le mode « tout ou rien ». Durant la période embryonnaire (organogenèse), chaque organe passe par une période critique de vulnérabilité maximale, définie par rapport au calendrier du développement. Par exemple, la période de vulnérabilité des membres vis-à-vis de la thalidomide est estimée entre j25 et j30 pour les membres supérieurs et j28 et j34 pour les membres inférieurs. On n'observe pas de malformation avant j20 et après j30. L'atteinte d'une ébauche d'organe engendre des malformations en cascade (impossibilité de franchir les étapes suivantes du développement). Au cours de la période fœtale, les facteurs tératogènes peuvent surtout altérer la structure des organes (dysplasie).

Prédisposition héréditaire à la malformation

Les études de cohortes de malformations secondaires ont démontré la fréquence élevée du même type de malformation chez les apparentés d'enfants atteints.

Prédisposition à l'effet tératogène

L'action d'un tératogène n'est pas spécifique. Différents tératogènes peuvent provoquer la même malformation et le même tératogène peut provoquer des malformations différentes. On peut donc postuler que le polymorphisme des individus prédispose à l'action d'un tératogène.

Syndromes induits par les tératogènes

Irradiation

Le syndrome de l'irradiation fœtale résulte d'une irradiation massive de la mère au cours du premier trimestre de la grossesse (catastrophe nucléaire). Il se caractérise par une microcéphalie avec microphtalmie, anomalie squelettique et micromélie, anomalie de fermeture du tube neural et fente faciale.

Toxiques et médicaments

Le syndrome de l'alcoolisation fœtale qui se caractérise par une prématurité, une hypotrophie, une dysmorphie faciale, des malformations viscérales et un retard mental survient généralement dans un contexte maternel de carences et de dépendances multiples.

Parmi les médicaments, l'interférence de la thalidomide avec le développement des membres et des viscères a été établie. Le regain d'intérêt pour la thalidomide (traitement de la lèpre ou de certains cancers, en raison de ses effets antiangiogéniques) explique la recrudescence de nouveaux cas de malformations congénitales.

Les anticonvulsivants du groupe des hydantoïnes et le triméthadione sont à l'origine d'un tableau malformatif avec retard mental. L'action tératogène du lithium (utilisé dans le traitement du syndrome maniaco-dépressif) est également démontrée.

Parmi les hormones, l'action virilisante chez les fœtus de sexe féminin des androgènes et des progestatifs de synthèse est bien connue. L'exposition prénatale au diéthylstilbestrol est responsable à l'âge adulte d'une adénose vaginale ou d'anomalies testiculaires.

Les antibiotiques du groupe des cyclines et la streptomycine sont contre-indiqués chez la femme enceinte. Les cyclines imprègnent les bourgeons dentaires définitifs, qui deviennent striés et verdâtres, et la streptomycine est responsable d'une surdité congénitale.

Les antagonistes de l'acide folique et les antitumoraux sont également contre-indiqués au cours de la grossesse. Le mercure est tératogène pour le système nerveux central.

Les dérivés de la vitamine A (isotrétinoïne) sont de puissants tératogènes (cerveau, cœur, oreille). Ils interfèrent avec la voie de signalisation des rétinoïdes.

Infections

Si, grâce aux vaccinations systématiques, les séquelles cérébrales (microcéphalie), oculaires (cataracte) et cardiaques de la rubéole congénitale ne sont plus à craindre, les autres embryofœtopathies posent encore un véritable problème de santé publique. La listériose reste une fœtopathie grave mettant en jeu le pronostic vital du fœtus.

Au cours de la toxoplasmose congénitale (maladie parasitaire), l'atteinte cérébrale et oculaire du fœtus est à craindre et justifie le dépistage précoce de l'infection ainsi que la mise en route d'un traitement antibiotique. En pratique, des mesures simples pendant la grossesse (pas d'ingestion de viande crue ni de contact avec les chats) et des tests de dépistage précoce et systématique des femmes séronégatives permettent d'éviter ou de détecter l'infection fœtale à son début.

La maladie virale des inclusions cytomégaliques (CMV), relativement fréquente durant la grossesse (état d'immunodéficience relative), est responsable chez 10 % des fœtus de lésions cérébrales, hépatiques et pulmonaires avec risque de séquelles neurologiques importantes. Il n'existe pas encore de traitement ni de prévention efficaces contre cette infection.

La transmission verticale du VIH (couple mère-enfant) se produit (par les particules virales et/ou des cellules infectées) plutôt à la fin de la grossesse (3e trimestre), lors de la traversée des voies génitales (au moment de l'accouchement) et durant la lactation. De plus, le risque de contamination fœtale varie en fonction de l'état de la mère, de la durée de sa maladie, de la charge virale et de sa prise en charge médicale. La trithérapie des femmes enceintes séropositives a réduit de façon significative la transmission fœtale (de 25 % à moins de 2 %). L'infection fœtale peut rester silencieuse durant une période plus ou moins longue (de quelques mois à quelques années). Le sida de l'enfant (syndrome de l'immunodéficience acquise) présente un cours superposable à celui de l'adulte.

D'autres virus (coxsackie groupe B, herpès, parvovirus) peuvent affecter le foetus durant la grossesse.

Diagnostic anténatal

L'examen prénatal (visualisation et prélèvements *in utero*) permet le dépistage des malformations congénitales et la surveillance des fœtus à risque (tableau 10.II).

Outils diagnostiques

Imagerie fœtale

Échographie

L'échographie ne présente aucun danger pour le fœtus. Elle permet la datation de la grossesse, la visualisation du fœtus, l'appréciation de sa morphométrie, le dépistage des malformations viscérales et guide l'accès aux tissus fœtaux (voir le chapitre 1).

L'apport de l'échographie dépend de la compétence de l'échographiste, de la qualité du matériel et du moment de l'examen. L'échographie du 1er trimestre (12 SA) permet l'identification des grossesses multiples et le dépistage des malformations majeures (anencéphalie, holoprosencéphalie). L'échographie du 2e trimestre (22 SA) localise le placenta, évalue la croissance fœtale en fonction de l'âge gestationnel, dépiste les malformations, établit – ou confirme – le sexe du fœtus. L'échographie du troisième trimestre suit la croissance fœtale (dépistage de l'hypotrophie ou de macrosomie), dépiste les malformations à révélation tardive et contrôle le placenta.

L'examen doppler utéroplacentaire combiné à l'échographie est une exploration non invasive des débits vasculaires qui permet l'appréciation de la fonction placentaire et le dépistage précoce d'une souffrance fœtale.

Imagerie par résonance magnétique

La qualité et la définition des images fœtales obtenues par ce procédé font de l'imagerie par résonance magnétique (IRM) un examen de choix de deuxième intention dans les situations où l'échographie n'est pas assez performante, comme l'analyse fine du tissu cérébral.

Prélèvements *in utero*

Des prélèvements réalisés sur les villosités choriales, le liquide amniotique ou sur le fœtus (sang fœtal) permettent la réalisation de diverses analyses biologiques selon le contexte. Les conditions de conservation de ces échantillons sont réglementées par des textes de loi de bioéthique.

Tableau 10.II. **Moyens d'investigations fœtales.**

	Visualisation	Méthodes	Prélèvements	Technique	Indications
		Choriocentèse 8–10 SA	Villosités choriales	Examen direct	Caryotype
Fœtus	Échographie	Amniocentèse 16–19 SA	Liquide amniotique	Culture surnageant	Caryotype Dosage divers
		Ponction cordon 19 SA	Sang fœtal	Extraction ADN	Rh Sexe masculin Études de biologie moléculaire
	IRM>24 SA				
		Examen fœtopathologique	Tissus frais	Culture Peau/chorion	Caryotype Dosage métabolique
			Tissus congelés	ADN/ARN	Études de biologie moléculaire
			Tissus fixés	Immunohistochimie	Expression protéines
	SCAN : autopsie virtuelle				
Mère		Ponction veine	Sang maternel	ADN fœtal	Sexe masculin Rh Cellules fœtales ?

Amniocentèse

L'amniocentèse s'effectue sous contrôle échographique (entre 16 et 19 semaines d'aménorrhée [SA]) et permet le prélèvement de liquide amniotique (1 mL par SA). Le risque de fausse couche (de l'ordre de 1 %) fait limiter ses indications (recommandation de la Haute Autorité de santé). L'amniocentèse est plutôt proposée en cas de risque élevé (bilan des marqueurs sériques, antécédents de malformation, signe d'appel fœtal) quel que soit l'âge maternel. La rareté des cellules fœtales dans le liquide amniotique nécessite leur mise en culture, ce qui allonge les délais de réponse (environ 3 semaines), mais offre l'avantage de mitoses multiples et la possibilité de conservation des cellules fœtales par congélation.

En dehors du caryotype et de l'analyse de l'ADN, le liquide amniotique se prête à divers dosages biochimiques. L'élévation de l'α-fœtoprotéine dans le liquide amniotique (ou le sang maternel) est un marqueur d'un défaut de fermeture du tube neural ou de la paroi abdominale (omphalocèle).

Biopsie des villosités choriales

Le prélèvement des villosités choriales (trophoblastes/mésenchyme extra-embryonnaire) s'effectue (vers 8–10 SA) par aspiration ou par micropince, sous contrôle échographique. Ce mode de prélèvement est la technique de choix pour le diagnostic très précoce des maladies géniques par l'étude de l'ADN ou des dosages enzymatiques. Les résultats sont disponibles en 24 à 48 heures. Le risque de fausse couche spontanée est de l'ordre de 4 %.

Tissus fœtaux

Tous les examens réalisables à partir du sang périphérique sont envisageables sur du sang fœtal. Le prélèvement du sang fœtal se fait par ponction d'un vaisseau du cordon sous contrôle échographique, à partir de 19 SA.

La biopsie de peau du fœtus est possible dans le contexte de dermatoses familiales graves. Mais, en cas de gène identifié, le diagnostic se fera sur l'ADN fœtal. La biopsie des autres organes peut se discuter selon le contexte.

Dans le contexte de malformations réno-urinaires, la ponction de la vessie permet l'analyse de l'urine et renseigne sur la fonction rénale du fœtus.

Analyse du sang maternel

Le passage transplacentaire d'un certain nombre d'éléments (protéines, ADN, cellules) du fœtus vers la mère permet un accès indirect et non invasif aux données fœtales. L'évaluation des marqueurs sériques maternels associant les dosages d'estradiol, de βhCG et d'α-fœtoprotéine est un test prédictif de risque pour les anomalies fœtales. La sélection des cellules fœtales et de l'ADN fœtal dans le sang maternel est une technique non invasive prometteuse.

Diagnostic prénatale

L'accès au matériel génétique fœtal (chromosomes, ADN et ARN), les dosages enzymatiques fins permettent le diagnostic prénatal des maladies chromosomiques et de nombreuses maladies géniques, dont la liste s'allonge régulièrement.

Le diagnostic préimplantatoire des maladies (chromosomiques ou géniques) est réalisable sur un des blastomères d'une morula obtenue par fécondation *in vitro* (FIV) dans des contextes bien précis.

Caryotype fœtal

Le caryotype fœtal s'effectue en général sur des cellules du liquide amniotique en culture. Il peut être réalisé plus précocement sur les mitoses spontanées des villosités choriales, voire sur un blastomère (encore totipotent), en cas de fécondation *in vitro* réalisée pour diagnostic préimplantatoire. L'interprétation des résultats de caryotypes effectués sur cellules choriales doit tenir compte de la possibilité d'anomalies chromosomiques confinées au placenta.

Analyse du génome

Toutes les techniques d'analyse de l'ADN et de l'ARN sont applicables aux prélèvements fœtaux.

Études biochimiques

Les dosages biochimiques prénataux sont réalisables sur des cellules fœtales vivantes ou sur le surnageant du liquide amniotique, dans le contexte de maladies métaboliques (recherche de déficit enzymatique), de suspicion d'infections fœtales (dosage d'interféron, détection virale) et de malformations (dosage de marqueurs de la fonction rénale, d'anomalies de fermeture de la paroi et du tube neural...).

Perspectives thérapeutiques

Traitement médical

La prise en charge médicale des affections fœtales par une médication maternelle repose sur l'utilisation des molécules de petit poids moléculaire, capables de traverser la barrière placentaire (antibiotiques). Les anémies fœtales peuvent nécessiter une transfusion *in utero*.

Chirurgie anténatale

La chirurgie anténatale est techniquement possible, mais ses indications restent très limitées. Elle se fait après ouverture de l'utérus ou par abord endoscopique de l'utérus, sous contrôle échographique.

Thérapie génique

En pratique, la thérapie génique a pour objectif de greffer un gène dans le génome, de moduler son expression ou de corriger une anomalie de structure de l'ADN. Le principe de la thérapie génique est simple, mais ses applications restent très limitées (certains déficits immunitaires).

La correction d'une anomalie génique au niveau germinal n'est pas encore réalisable.

L'utilisation des cellules souches embryonnaires humaines (*Embryonic Stem cells* [ES]) peut s'envisager à des fins thérapeutiques (traitement des maladies neurodégénératives, par exemple).

Aspects éthiques et juridiques

Les avancées technologiques changent les pratiques médicales, amènent une évolution des mentalités et soulèvent des interrogations éthiques et juridiques qui conduisent à une révision de la législation.

Le diagnostic prénatal (DPN) est un grand pas dans la prise en charge des anomalies fœtales. Quand il ne révèle aucune anomalie, il évite l'angoisse d'une famille et permet au couple à risque de mener à terme une grossesse dans les meilleures conditions. Dans le cas contraire, il permet une prise en charge multidisciplinaire la mieux adoptée.

Le statut du fœtus en tant que « personne légale » a évolué. Pour l'OMS, la limite de viabilité est amenée à 22 SA et/ou un poids de 500 g. Dans ces conditions, le fœtus peut bénéficier d'un acte d'état civil et figurer sur le livret de famille du couple, en tant qu'enfant viable né vivant ou né sans vie.

À RETENIR

- Les malformations congénitales regroupent « toute déviation de forme et/ou de structure d'un organe présente au moment de la naissance ».
- La classification des malformations se fait selon une nomenclature internationale. On oppose les malformations primaires, d'origine intrinsèque (constitutionnelle), aux malformations secondaires, d'origine extrinsèque (secondaire ou acquise). Les malformations dues à une contrainte mécanique sont nommées « déformations ». Les anomalies d'histogenèse sont nommées « dysplasies ».
- Un « syndrome » désigne un ensemble polymalformatif relevant de la même cause (comme la trisomie 21 ou le syndrome de DiGeorge).
- Une association définit la présence non aléatoire de plusieurs malformations relevant *a priori* d'une même cause, mais non identifiée (comme l'association VACTER, réunissant des malformations vertébrale, anale, cardiaque, trachéale et radiale).
- Une séquence est une cascade d'anomalies consécutives à un événement délétère (séquence d'akinésie fœtale [SDAF]).
- Un nouveau-né sur 100 est porteur d'une anomalie chromosomique (équilibrée ou non). Plus de 200 syndromes chromosomiques ont été identifiés. En règle générale, les déséquilibres autosomiques, mêmes mineurs, s'accompagnent d'un retard mental, et les syndromes chromosomiques présentent un phénotype évocateur. En revanche, les malformations viscérales associées, bien que fréquentes, sont inconstantes et présentent un profil semi-spécifique.

▶ Les anomalies d'un gène (ou d'un groupe de gènes proches) créent des mutations monogéniques transmissibles selon les lois de Mendel. Les mutations monogéniques peuvent être familiales ou se créer *de novo*, à la suite d'une erreur de réplication de l'ADN au moment de la méiose (mutation gamétique) ou de la mitose (mutation somatique).

▶ Les tératogènes altèrent les cellules, les tissus ou interfèrent avec les interactions tissulaires, contrairement aux mutagènes qui en modifient le matériel génétique.

▶ Face aux agents tératogènes, les risques encourus par l'embryon (et le fœtus) humain dépendent essentiellement de trois facteurs : la période critique du développement, une prédisposition héréditaire à la malformation, une prédisposition héréditaire à l'effet tératogène.

▶ L'examen prénatal (visualisation et prélèvements *in utero*) permet le dépistage précoce des malformations congénitales et la surveillance des fœtus à risque.

▶ Le statut du fœtus en tant que « personne légale » a évolué. Pour l'OMS, la limite de viabilité est amenée à 22 SA et/ou un poids de 500 g. Dans ces conditions, le fœtus peut bénéficier d'un acte d'état civil et figurer sur le livret de famille du couple, en tant qu'enfant viable né vivant ou né sans vie.

QCM

11

ÉNONCÉS

Questions à choix multiples : une ou plusieurs propositions est (sont) exacte(s).

Chapitre 2 – Appareil génital féminin

1

Parmi les propositions suivantes, indiquez celle(s) qui est (sont) exacte(s). Les ovocytes I, à partir de 20 semaines de développement :

A. représentent la totalité des cellules germinales fœtales.

B. secrètent les estrogènes.

C. disposent de 46 chromosomes.

D. présentent 4 copies d'ADN.

E. se divisent par mitose.

2

Parmi les propositions suivantes, indiquez celle(s) qui est (sont) exacte(s). Les follicules primordiaux :

A. apparaissent à la puberté.

B. sont délimités par la membrane de Slavjanski.

C. occupent la partie corticale des ovaires.

D. involuent pour la plupart.

E. synthétisent des stéroides.

3

Parmi les propositions suivantes, indiquez celle(s) qui est (sont) exacte(s). À partir de la puberté, l'activité de l'axe hypothalamohypophysaire :

A. permet la croissance des follicules ovariens.

B. permet la reprise de la méiose I.

C. permet l'ovulation.

D. permet la fusion des gamètes.

E. nécessite la présence des récepteurs à FSH au niveau des cellules folliculaires.

4

Parmi les propositions suivantes, indiquez celle(s) qui est (sont) exacte(s). La maturation de l'ovocyte I :

A. s'effectue au contact des cellules folliculaires.

B. se caractérise par un accroissement de la taille de l'ovocyte.

C. s'accompagne de synthèse massive des transcrits maternels (ARNm).

D. est marquée par l'apparition des granules corticaux.

E. nécessite l'achèvement de la méiose II.

5

Parmi les propositions suivantes, indiquez celle(s) qui est (sont) exacte(s). L'épithélium des trompes de Fallope :

A. est cylindrique simple.

B. est doté de cellules ciliées.

C. renferme des cellules sécrétrices.

D. est estrogénodépendant.

E. desquame à la fin de chaque cycle.

6

Parmi les propositions suivantes, indiquez celle(s) qui est (sont) exacte(s). Le stroma de l'endomètre contient des :

A. cellules stromales.

B. glandes tubulaires simples.

C. fibres de réticuline.

D. vaisseaux sanguins.

E. fibres musculaires striées.

7

Parmi les propositions suivantes concernant le cycle menstruel, indiquez celle(s) qui est (sont) exacte(s)

A. Il dure en moyenne 28 jours.

B. Il s'accompagne de modifications de l'endomètre.

C. L'hémorragie menstruelle élimine la partie superficielle de l'endomètre.

D. La phase proliférative va de j4 à j14.

E. La phase sécrétoire (ou lutéale) se termine à j28.

8

Parmi les propositions suivantes, indiquez celle(s) qui est (sont) exacte(s). Au niveau du vagin :

A. l'épithélium est de type pavimenteux stratifié kératinisé.

B. le chorion est riche en glandes.

C. l'épithélium est soumis aux modifications cycliques des estrogènes.

D. les cellules acidophiles prédominent durant la phase estrogénique.

E. au cours de la phase lutéale, les cellules basophiles sont prépondérantes.

9

Parmi les propositions suivantes, indiquez celle(s) qui est (sont) exacte(s). La peau des petites lèvres :

A. est en continuité avec celle des grandes lèvres.

B. se pigmente au moment de la puberté.

C. contient un tissu érectile.

D. dispose de nombreuses glandes sébacées.

E. contient de nombreux vaisseaux.

10

Parmi les propositions suivantes, indiquez celle(s) qui est (sont) exacte(s).
La glande mammaire :

A. est de type tubuloalvéolaire.

B. se développe au moment de la gestation.

C. se maintient par la lactation.

D. est insensible aux estrogènes.

E. est sensible à la prolactine.

Chapitre 3 – Appareil génital masculin

1

Parmi les propositions suivantes, indiquez celle(s) qui est (sont) exacte(s).
Les tubes séminifères :

A. se situent dans les lobules testiculaires.

B. s'ouvrent dans le rete testis.

C. sont tapissés par un épithélium cubique simple.

D. contiennent les cellules de Leydig.

E. sont le siège de la spermatogenèse.

2

Parmi les propositions suivantes, indiquez celle(s) qui est (sont) exacte(s).
Les cellules de Sertoli :

A. sont des cellules postmitotiques.

B. disposent de systèmes de jonction.

C. appartiennent à la lignée germinale (sexuelle).

D. synthétisent les hormones androgènes.

E. produisent l'hormone antimullérienne.

3

Parmi les propositions suivantes, indiquez celle(s) qui est (sont) exacte(s).
Les spermatogonies :

A. sont des cellules diploïdes.

B. sont des cellules postmitotiques (ne se divisent plus).

C. sont dotées d'un axonème.

D. sont situées en dehors de la barrière sang-spermatozoïde.

E. résistent aux radiations.

4

Parmi les propositions suivantes, indiquez celle(s) qui est (sont) exacte(s).
Les spermatides :

A. possèdent 23 chromosomes.

B. ne se divisent pas.

C. se transforment en spermatozoïdes.

D. sont encastrés dans la région apicale des cellules de Sertoli.

E. sont dépourvus de flagelle.

5

Parmi les propositions suivantes, indiquez celle(s) qui est (sont) exacte(s). La spermiogenèse se caractérise par :

A. la formation d'un axonème.

B. l'acquisition de la mobilité.

C. la mise en place de l'acrosome.

D. la recombinaison chromosomique.

E. la réaction acrosomique.

6

Parmi les propositions suivantes, indiquez celle(s) qui est (sont) exacte(s). Les cellules de Sertoli hébergent :

A. les spermatogonies dans leur région basale.

B. les spermatocytes dans leurs régions latérales.

C. les spermatides précoces dans leurs régions latérales.

D. les spermatides tardives dans leur région apicale.

E. les spermatozoïdes dans leur région apicale.

7

Parmi les propositions suivantes concernant l'épididyme, indiquez celle(s) qui est (sont) exacte(s)

A. Il fait partie des voies intratesticulaires.

B. Son épithélium est doté de cellules à stéréocils.

C. Il dispose d'une tunique musculaire.

D. Il permet l'acquisition de la mobilité des spermatozoïdes.

E. Il stocke les spermatozoïdes.

8

Parmi les propositions suivantes concernant les spermatozoïdes, indiquez celle(s) qui est (sont) exacte(s)

A. Ils sont mobiles à leur sortie des tubes séminifères.

B. Leur transport dans les voies intratesticulaires se fait de façon passive.

C. Ils sont stockés jusqu'à l'éjaculation au niveau de la queue de l'épididyme.

D. Leur passage dans l'épididyme stabilise leur membrane plasmique.

E. Leur pouvoir fécondant est rétabli après passage dans les voies génitales féminines (capacitation).

9

Parmi les propositions suivantes, indiquez celle(s) qui est (sont) exacte(s). Les glandes tubuloalvéolaires de la prostate :

A. sont réparties en trois groupes.

B. contiennent les concrétions prostatiques.

C. produisent un liquide alcalin.

D. assurent la nutrition des spermatozoïdes.

E. produisent l'antigène prostatique spécifique.

10

Parmi les propositions suivantes concernant les vésicules séminales, indiquez celle(s) qui est (sont) exacte(s)

A. Elles sont branchées sur les voies spermatiques extratesticulaires.

B. Leur tunique la plus externe correspond à une capsule conjonctive.

C. Leur tunique musculaire est faite d'une couche circulaire interne et d'une couche longitudinale externe.

D. Elles sont un réservoir de spermatozoïdes.

E. Elles sécrètent un liquide visqueux alcalin.

11

Parmi les propositions suivantes, indiquez celle(s) qui est (sont) exacte(s). Le tissu érectile du pénis :

A. est organisé en trois colonnes.

B. est formé de lacs sanguins (sinusoïdes).

C. est drainé par un réseau veineux doté d'un dispositif de blocs.

D. est organisé autour de l'urètre prostatique.

E. contient des cellules glandulaires.

Chapitre 4 – Appareil cardiovasculaire

1

Parmi les propositions suivantes, indiquez celle(s) qui est (sont) exacte(s). La vasculogenèse :

A. est propre à la période embryonnaire.

B. peut être relancée à l'âge adulte.

C. siège au niveau de la somatopleure.

D. permet la formation des cellules hématopoïétiques souches.

E. assure la néovascularisation de l'endomètre.

2

Parmi les propositions suivantes, indiquez celle(s) qui est (sont) exacte(s). L'angiogenèse :

A. permet la croissance du réseau vasculaire.

B. forme les cellules hématopoïétiques.

C. assure la néovascularisation de l'endomètre.

D. intervient dans les processus tumoraux.

E. nécessite la multiplication de cellules endothéliales.

3

Parmi les propositions suivantes, indiquez celle(s) qui est (sont) exacte(s). Le tube cardiaque primitif :

A. résulte de la coalescence des tubes endocardiques.

B. s'allonge par incorporation de nouvelles cellules à ses extrémités.

C. présente quatre compartiments distincts (blocs primitifs ou de constitution).

D. comporte vers j22 trois couches.

E. reçoit les veines systémiques fœtales.

4

Parmi les propositions suivantes, indiquez celle(s) qui est (sont) exacte(s). Le canal atrioventriculaire :

A. sépare les blocs du ventricule primitif et du conus.

B. change en fonction des modifications hémodynamiques.

C. forme les coussins endocardiques.

D. donne les anneaux mitral et tricuspide.

E. s'oblitère totalement.

5

Parmi les propositions suivantes, indiquez celle(s) qui est (sont) exacte(s). Le septum interauriculaire :

A. est formé par la fusion des septums primum et secundum.

B. cloisonne l'oreillette primitive.

C. ménage durant la vie fœtale, une communication interauriculaire.

D. disparaît à la naissance.

E. rejoint le septum intermedium.

6

Parmi les propositions suivantes concernant le conus, indiquez celle(s) qui est (sont) exacte(s)

A. Il est compris entre le ventricule primitif et le truncus.

B. Il incorpore des cellules des crêtes neurales.

C. Son tiers proximal donne l'ampoule droite.

D. Son tiers moyen a un développement asymétrique.

E. Son tiers distal donne les gros vaisseaux de la base.

7

Parmi les propositions suivantes, indiquez celle(s) qui est (sont) exacte(s). Le cloisonnement interventriculaire nécessite la formation du :

A. septum inferius.

B. septum membraneux.

C. septum intermedium.

D. septum primum.

E. septum secundum.

8

Parmi les propositions suivantes, indiquez celle(s) qui est (sont) exacte(s). Lors de la cardiogenèse fœtale, le ventricule droit :

A. provient entièrement du ventricule primitif.

B. communique un moment avec le ventricule gauche.

C. dérive essentiellement du conotruncus.

D. éjecte son sang dans l'aorte par le biais du canal artériel.

E. reçoit le réseau veineux primitif.

9

Parmi les propositions suivantes, indiquez celle(s) qui est (sont) exacte(s). Les modifications du sinus veineux sont caractérisées par l'involution :

A. de sa corne gauche.

B. de la plupart de ses afférences gauches.

C. de sa corne droite.

D. de la plupart des afférences droites.

E. du sinus coronaire.

10

Parmi les propositions suivantes, indiquez celle(s) qui est (sont) exacte(s). La circulation sanguine :

A. est en « série » dans le tube cardiaque primitif.

B. devient « parallèle » dans le cœur fœtal.

C. dispose de deux communications (shunts) physiologiques.

D. court-circuite la circulation pulmonaire.

E. a un débit cardiaque de 500 mL/min/kg.

Chapitre 5 – Tube digestif

1

Parmi les propositions suivantes, indiquez celle(s) qui est (sont) exacte(s). Dans le tube digestif, l'endoderme est à l'origine :

A. des épithéliums glandulaires.

B. de l'épithélium gastrique.

C. de la musculeuse.

D. des séreuses.

E. de l'épithélium de l'œsophage.

2

Parmi les propositions suivantes, indiquez celle(s) qui est (sont) exacte(s). Le tube digestif primitif :

A. dérive d'une portion de la vésicule vitelline.

B. communique avec le canal vitellin.

C. est relié à la vésicule ombilicale.

D. est fermé à son extrémité céphalique par la membrane cloacale.

E. fait hernie dans le cœlome externe entre les 6e et 10e semaines.

3

Parmi les propositions suivantes concernant le développement du tube digestif, indiquez celle(s) qui est (sont) exacte(s)

A. L'ébauche du tube digestif primitif se forme lors de la 4e semaine.

B. La membrane pharyngienne se résorbe à la 10e semaine.

C. Les villosités se développent dès les 9e et 10e semaines.

D. Les entérocytes acquièrent des propriétés d'absorption dès la 20e semaine.

E. Les cellules des crêtes neurales colonisent le tube digestif à la 11e semaine.

4

Parmi les propositions suivantes concernant l'appareil branchial, indiquez celle(s) qui est (sont) exacte(s)

A. Le conduit auditif externe dérive de la 1re fente pharyngée.

B. La mandibule dérive du 1er arc pharyngé.

C. L'étrier dérive de la 2e fente pharyngée.

D. Des cartilages du larynx dérivent du 4e arc pharyngé.

E. Des cartilages du larynx dérivent de la 6e fente pharyngée.

5

Parmi les propositions suivantes, indiquez celle(s) qui est (sont) exacte(s). Les poches pharyngées sont à l'origine :

A. des amygdales palatines.

B. de la thyroïde.

C. des parathyroïdes.

D. des glandes salivaires.

E. du thymus.

6

Parmi les propositions suivantes concernant le développement hépatique, indiquez celle(s) qui est (sont) exacte(s)

A. L'ébauche hépatique apparaît sous la forme d'un épaississement de la paroi ventrale du duodénum.

B. Le diverticule hépatique forme la lame hépatique.

C. Le septum transversum donne le tissu conjonctif intrahépatique.

D. Le diverticule hépatique donne les canaux biliaires intrahépatiques.

E. Le diverticule hépatique donne les cellules de Küpffer.

7

Parmi les propositions suivantes, indiquez celle(s) qui est (sont) exacte(s). L'intestin antérieur est à l'origine :

A. de l'œsophage.

B. du pylore.

C. du foie.

D. du pancréas.

E. de la vésicule biliaire.

8

Parmi les propositions suivantes, indiquez celle(s) qui est (sont) exacte(s). L'intestin moyen est à l'origine :

A. du foie.

B. du cholédoque.

C. du pancréas.

D. du diverticule de Meckel.

E. du sigmoïde.

9

Parmi les propositions suivantes, indiquez celle(s) qui est (sont) exacte(s).
L'intestin postérieur est à l'origine :

A. de tout le côlon transverse.

B. du côlon descendant.

C. du rectum.

D. du canal anal.

E. de la vessie.

10

Parmi les propositions suivantes, indiquez celle(s) qui est (sont) exacte(s).
L'anse intestinale primitive :

A. résulte d'un allongement rapide du tube digestif.

B. communique avec la vésicule ombilicale.

C. fait hernie dans le cœlome externe entre les 6e et 10e semaines.

D. accomplit une rotation autour de l'axe de l'artère mésentérique inférieure.

E. réintègre l'abdomen vers la fin de la 10e semaine.

Chapitre 6 – Appareil respiratoire

1

Parmi les propositions suivantes, indiquez celle(s) qui est (sont) exacte(s).
Les cellules suivantes de l'appareil respiratoire sont d'origine endodermique :

A. les cellules ciliées des voies aériennes.

B. les cellules endothéliales des capillaires alvéolaires.

C. les cellules des glandes trachéobronchiques.

D. les pneumocytes I.

E. les pneumocytes II.

2

Parmi les propositions suivantes, indiquez celle(s) qui est (sont) exacte(s).
Le diverticule respiratoire :

A. apparaît vers j14–j16.

B. apparaît à la face ventrale de l'intestin antérieur.

C. donne la cloison œsotrachéale.

D. est à l'origine de la trachée.

E. se bifurque pour donner les deux bronches souches.

3

Parmi les propositions suivantes, indiquez celle(s) qui est (sont) exacte(s).
Au cours du développement de l'appareil respiratoire :

A. le stade embryonnaire est marqué par les premières divisions du bourgeon trachéobronchique.

B. le stade pseudoglandulaire est caractérisé par la mise en place des ramifications bronchiques par divisions dichotomiques.

C. le stade canaliculaire marque la naissance de l'acinus alvéolaire.

D. le stade sacculaire est dominé par la maturation fonctionnelle de la barrière air-sang.

E. le stade alvéolaire se poursuit plusieurs années après la naissance.

4

Parmi les propositions suivantes, indiquez celle(s) qui est (sont) exacte(s). Au stade embryonnaire, l'épithélium du bourgeon trachéobronchique :

A. est pseudostratifié.

B. est indifférencié.

C. repose sur une membrane basale.

D. est constitué de cellules cylindriques.

E. comporte des cellules neuroendocrines.

5

Parmi les propositions suivantes, indiquez celle(s) qui est (sont) exacte(s). Au stade pseudoglandulaire :

A. le bourgeon trachéobronchique débute ses premières divisions.

B. le poumon a l'aspect d'une glande acineuse exocrine.

C. l'arbre bronchique préacinaire se met en place.

D. l'arbre vasculaire préacinaire se met en place.

E. la synthèse de surfactant débute.

6

Parmi les propositions suivantes, indiquez celle(s) qui est (sont) exacte(s). Au stade canaliculaire :

A. les cellules ciliées sont différenciées.

B. les cellules à mucus sont différenciées.

C. les cellules musculaires lisses sont différenciées.

D. les pneumocytes II sont différenciés.

E. les cellules cartilagineuses sont différenciées.

7

Parmi les propositions suivantes, indiquez celle(s) qui est (sont) exacte(s). Le stade alvéolaire :

A. débute vers de la 26e semaine.

B. se poursuit plusieurs années après la naissance.

C. comporte des phénomènes d'alvéolisation.

D. correspond au début de la synthèse du surfactant.

E. comporte des phénomènes de remodelage vasculaire.

8

Parmi les propositions suivantes concernant la mise en place des cavités pleurales, indiquez celle(s) qui est (sont) exacte(s)

A. Les cavités pleurales dérivent du cœlome intraembryonnaire.

B. La plèvre pariétale est issue de la somatopleure extraembryonnaire.

C. La plèvre viscérale est issue de la splanchnopleure intraembryonnaire.

D. Le liquide pleural participe au liquide pulmonaire.

E. Les membranes pleuropéritonéales isolent les cavités pleurales de la cavité péritonéale.

9

Parmi les propositions suivantes, indiquez celle(s) qui est (sont) exacte(s). Le diaphragme est constitué :

A. du septum transversum.

B. des membranes pleuropéritonéales.

C. de la splanchnopleure.

D. du mésogastre postérieur.

E. d'un bourrelet pariétal mésenchymateux.

10

Parmi les propositions suivantes, indiquez celle(s) qui est (sont) exacte(s). La maturation pulmonaire est favorisée par :

A. les glucocorticoïdes.

B. la thyroxine.

C. la prolactine.

D. les androgènes.

E. l'estradiol.

Chapitre 7 – Appareil réno-urinaire

1

Parmi les propositions suivantes, indiquez celle(s) qui est (sont) exacte(s). Le développement de l'appareil réno-urinaire :

A. est étroitement lié à celui de l'appareil génital.

B. se fait à partir du mésoderme latéral.

C. se fait à partir du cordon néphrogène.

D. se fait à partir du cloaque.

E. survient entre la 14e et la 18e semaine.

2

Parmi les propositions suivantes, indiquez celle(s) qui est (sont) exacte(s). Le rein fœtal :

A. est immature.

B. assure les fonctions d'hématose.

C. assure les fonctions d'homéostasie.

D. filtre l'urine dès la 10e semaine.

E. contribue à la production de liquide amniotique.

3

Parmi les propositions suivantes, indiquez celle(s) qui est (sont) exacte(s). Le cordon néphrogène est issu :

A. de l'endoderme.

B. du mésoderme intermédiaire.

C. du mésoderme para-axial.

D. des lames latérales.

E. de la splanchnopleure.

4

Parmi les propositions suivantes, indiquez celle(s) qui est (sont) exacte(s). Les néphrotomes :

A. se transforment de cupule en tubule.

B. se transforment de tubule en vésicule.

C. donnent la capsule de Bowman.

D. s'ouvrent dans le canal de Wolff.

E. s'ouvrent dans le canal de Müller.

5

Parmi les propositions suivantes concernant le développement de l'appareil réno-urinaire, indiquez celle(s) qui est (sont) exacte(s)

A. Le pronéphros est non fonctionnel.

B. Le pronéphros régresse vers la 4ᵉ semaine.

C. Le mésonéphros constitue un deuxième appareil réno-urinaire.

D. Le métanéphros donne le rein définitif.

E. La maturation rénale se termine vers le 8ᵉ mois de gestation.

6

Parmi les propositions suivantes, indiquez celle(s) qui est (sont) exacte(s). Le mésonéphros :

A. correspond au corps de Wolff.

B. possède un canal collecteur.

C. assure une filtration urinaire rudimentaire.

D. joue un rôle essentiel dans la différenciation sexuelle.

E. involue vers la 10ᵉ semaine.

7

Parmi les propositions suivantes, indiquez celle(s) qui est (sont) exacte(s). Les néphrons sont :

A. absents dans le pronéphros.

B. présents dans le mésonéphros.

C. matures dans la métanéphros.

D. induits par un dérivé du corps de Wolff.

E. au nombre de 8000 avant la naissance.

8

Parmi les propositions suivantes, indiquez celle(s) qui est (sont) exacte(s). Le bourgeon urétéral est à l'origine :

A. des tubes contournés proximaux.

B. des tubes contournés distaux.

C. des anses de Henlé.

D. de l'uretère.

E. des tubes collecteurs.

9

Parmi les propositions suivantes, indiquez celle(s) qui est (sont) exacte(s). La vessie est issue de dérivés :

A. du sinus urogénital.

B. de la membrane urogénitale.

C. des canaux de Wolff.

D. des bourgeons urétéraux.

E. de l'allantoïde.

10

Parmi les propositions suivantes, indiquez celle(s) qui est (sont) exacte(s). La glande prostatique :

A. a une origine endodermique.

B. a une origine mésodermique.

C. provient de deux bourgeons symétriques.

D. nécessite la présence d'androgènes pour se différencier.

E. nécessite la présence d'estrogènes pour se différencier.

Chapitre 8 – Appareil de reproduction

1

Parmi les propositions suivantes concernant le développement de l'appareil génital, indiquez celle(s) qui est (sont) exacte(s)

A. Il est d'origine endodermique.

B. Le sexe génétique est déterminé lors de la fécondation.

C. Le sexe génétique décide de la différenciation des gonades.

D. La différenciation de l'appareil génital concerne successivement les organes génitaux externes, les voies génitales, puis les gonades.

E. À la 36e semaine, aucune différence morphologique n'est décelable entre les embryons de sexe masculin et féminin.

2

Parmi les propositions suivantes, indiquez celle(s) qui est (sont) exacte(s). Les crêtes génitales :

A. se forment entre le mésonéphros et la racine du mésentère dorsal.

B. hébergent les cellules germinales souches.

C. s'organisent en cordons sexuels.

D. régressent sous l'effet des androgènes.

E. se développent sous l'effet de l'hormone antimüllérienne.

3

Parmi les propositions suivantes, indiquez celle(s) qui est (sont) exacte(s). Les cellules germinales primitives :

A. sont les gonocytes primordiaux.

B. naissent près du diverticule allantoïdien.

C. sont dotées d'un grand pouvoir de migration.

D. empruntent le mésogastre dorsal.

E. sont capables de se diviser.

4

Parmi les propositions suivantes, indiquez celle(s) qui est (sont) exacte(s). La différenciation des testicules :

A. se fait entre la 7e et la 12e semaine.

B. débute par la formation des cellules de Sertoli.

C. est marquée par la sécrétion d'androgènes.

D. est indispensable à la masculinisation des voies génitales.

E. est suivie de la migration testiculaire dans les bourses.

5

Parmi les propositions suivantes, indiquez celle(s) qui est (sont) exacte(s). La différenciation des ovaires :

A. débute vers la 3e–4e semaine.

B. se caractérise par le maintien des cordons sexuels.

C. s'annonce par la formation des follicules ovariens.

D. se fait sous l'effet de la progestérone maternelle.

E. s'accompagne du blocage de la méiose I.

6

Parmi les propositions suivantes, indiquez celle(s) qui est (sont) exacte(s). Les canaux de Wolff :

A. sont les voies excrétrices du métanéphros.

B. s'ouvrent dans le sinus urogénital.

C. se forment à partir d'une invagination de l'épithélium cœlomique.

D. sont insensibles aux androgènes.

E. régressent sous l'effet de la dihydrotestostérone.

7

Parmi les propositions suivantes, indiquez celle(s) qui est (sont) exacte(s). L'hormone antimullérienne :

A. est une glycoprotéine de la superfamille du TGFβ.

B. a un effet masculinisant puissant.

C. provoque le développement des canaux de Wolff.

D. agit sur les cellules de la granulosa.

E. est synthétisée par les cellules de Leydig.

8

Parmi les propositions suivantes, indiquez celle(s) qui est (sont) exacte(s). Au cours de la différenciation des voies génitales masculines, les canaux de Wolff sont à l'origine :

A. de l'épididyme.

B. des canaux déférents.

C. des vésicules séminales.

D. des canaux efférents.

E. de l'utricule prostatique.

9

Parmi les propositions suivantes, indiquez celle(s) qui est (sont) exacte(s). Au cours de la différenciation des voies génitales féminines, les canaux de Müller sont à l'origine :

A. des ovaires.

B. de la trompe.

C. de l'épithélium de l'utérus.

D. du col de l'utérus.

E. de l'hymen.

10

Parmi les propositions suivantes concernant le développement de l'appareil génital, indiquez celle(s) qui est (sont) exacte(s)

A. un seul chromosome Y peut orienter l'ébauche gonadique dans le sens testiculaire.

B. un seul chromosome X suffit pour initier un développement ovarien normal.

C. le gène SRY est porté par le chromosome X.

D. le gène SRY assure la différenciation des cellules de Sertoli.

E. le chromosome Y est indispensable à la spermatogenèse.

11

Parmi les propositions suivantes, indiquez celle(s) qui est (sont) exacte(s). Le développement ovarien nécessite l'activation des gènes :

A. *SRY.*

B. *WNT4.*

C. *SOX9.*

D. *DAX1.*

E. *DHT.*

12

Parmi les propositions suivantes, indiquez celle(s) qui est (sont) exacte(s). La dihydrotestostérone (DHT) :

A. dérive de la testostérone.

B. dispose du même récepteur cytoplasmique que la testostérone.

C. agit au niveau des canaux de Müller.

D. virilise les organes génitaux externes.

E. modifie la prostate.

13

Parmi les propositions suivantes, indiquez celle(s) qui est (sont) exacte(s). La testostérone :

A. a un effet masculinisant puissant.

B. provoque le développement des canaux de Wolff.

C. provoque la régression des canaux de Müller.

D. permet la différenciation des cellules de Sertoli.

E. est sécrétée sous l'impulsion de l'hGC (hormone gonadotrophine placentaire).

Chapitre 9 – Cerveau et organes des sens

1

Parmi les propositions suivantes, indiquez celle(s) qui est (sont) exacte(s). La neurulation primaire :

A. survient sur la face du disque embryonnaire.
B. concerne l'ectoderme.
C. permet la différenciation du neuroépithélium.
D. permet l'internalisation du tube neural.
E. permet l'isolement du tube neural primitif du liquide amniotique.

2

Parmi les propositions suivantes, indiquez celle(s) qui est (sont) exacte(s). La fusion du tube neural :

A. se produit après accolement des lèvres de la gouttière neurale.
B. débute à la hauteur des 3ᵉ et 4ᵉ somites.
C. progresse vers les régions caudale et céphalique.
D. se produit vers j24 pour le neuropore antérieur.
E. s'achève vers la fin de la 4ᵉ semaine.

3

Parmi les propositions suivantes, indiquez celle(s) qui est (sont) exacte(s). Les crêtes neurales sont :

A. des cellules mésodermiques.
B. issues de la jonction du neuroépithélium et de l'ectoderme.
C. dotées d'un grand pouvoir de migration.
D. dotées d'une grande diversité phénotypique.
E. à l'origine de l'ectomésenchyme crânial.

4

Parmi les cellules suivantes, quelle(s) est (sont) celle(s) qui provien(nen)t des crêtes neurales ?

A. Les mélanocytes.
B. Les cellules germinales primitives.
C. Le neuroépithélium.
D. Les odontoblastes.
E. Les cellules de Schwann.

5

Parmi les propositions suivantes concernant le tube neural primitif, indiquez celle(s) qui est (sont) exacte(s)

A. Sa lumière est à l'origine du réseau ventriculaire.
B. Le neuroépithélium est fait de cellules souches neurogliale.
C. La zone marginale est essentiellement fibrillaire.
D. Les aires motrices s'organisent dans sa région dorsale.
E. Les aires motrices sont reliées par le « plancher ».

6

Parmi les propositions suivantes concernant les vésicules cérébrales primitives, indiquez celle(s) qui est (sont) exacte(s)

A. Leur devenir varie en fonction de leur situation le long du tube neural.

B. Le prosencéphale donne le télencéphale et le diencéphale.

C. Le mésencéphale ne se divise pas.

D. Le rhombencéphale donne le métencéphale et le myélencéphale.

E. Le télencéphale donne les hémisphères cérébraux.

Chapitre 10 – Malformations congénitales et tératogenèse

1

Parmi les propositions suivantes, indiquez celle(s) qui est (sont) exacte(s). Les malformations congénitales :

A. n'entraînent que des anomalies de formes.

B. touchent 3 à 5 % des naissances vivantes.

C. sont expliquées dans moins de 50 % des cas.

D. relèvent d'une cause chromosomique dans 1 % des cas.

E. sont toujours isolées.

2

Parmi les propositions suivantes, indiquez celle(s) qui est (sont) exacte(s). L'interférence des facteurs tératogènes avec le développement embryofœtal normal peut dépendre :

A. de la nature du facteur tératogène.

B. du polymorphisme individuel.

C. de la date de l'agression.

D. de l'état de la mère.

E. de l'âge du père.

3

Parmi les propositions suivantes, indiquez celle(s) qui est (sont) exacte(s). Les malformations primaires peuvent être :

A. en rapport avec une contrainte mécanique.

B. isolées.

C. de cause chromosomique.

D. de cause génique.

E. de cause inconnue.

4

Parmi les propositions suivantes, indiquez celle(s) qui est (sont) exacte(s). Un syndrome peut être :

A. hérité.

B. de cause indéterminée.

C. de cause génétique.

D. de cause chromosomique.

E. de cause exogène.

5

Parmi les propositions suivantes, indiquez celle(s) qui est (sont) exacte(s). Les aneuploïdies peuvent :

A. survenir au cours de la méiose I.

B. survenir au cours de la méiose II.

C. survenir après la fécondation.

D. être homogènes.

E. être en mosaïque.

6

Parmi les propositions suivantes, indiquez celle(s) qui est (sont) exacte(s). La non-disjonction de chromosomes au cours de la méiose :

A. aboutit à la formation de gamètes déséquilibrés pour le chromosome concerné.

B. est à l'origine d'une aneuploïdie.

C. touche l'ensemble des gamètes.

D. augmente avec l'âge maternel.

E. ne touche que les autosomes.

7

Parmi les propositions suivantes, indiquez celle(s) qui est (sont) exacte(s). Les anomalies de structure des chromosomes :

A. sont la conséquence de cassures et de réarrangements de l'ADN.

B. peuvent rester équilibrées.

C. sont toujours bien tolérées.

D. peuvent perturber l'appariement chromosomique lors de la méiose.

E. exposent à un risque de malségrégation chromosomique.

8

Parmi les propositions suivantes, indiquez celle(s) qui est (sont) exacte(s). Les tératogènes :

A. modifient le matériel génétique.

B. altèrent les cellules.

C. altèrent les tissus.

D. perturbent les interactions tissulaires.

E. agissent en fonction de la constitution génétique de l'individu.

9

Parmi les propositions suivantes, indiquez celle(s) qui est (sont) exacte(s). Les agents suivants sont tératogènes :

A. les radiations.

B. le virus de l'immunodéficience humaine (VIH).

C. *Toxoplasma gondii*.

D. le virus de la rubéole.

E. le thalidomide.

10

Parmi les propositions suivantes, indiquez celle(s) qui est (sont) exacte(s). Face aux agents tératogènes, les risques encourus par l'embryon (et le fœtus) humain dépendent essentiellement :

A. de la période critique du développement.

B. de la prédisposition héréditaire à la malformation.

C. de la prédisposition héréditaire à l'effet tératogène.

D. du nombre des chromosomes de la lignée germinale.

E. de l'âge de la mère.

CORRIGÉS

Chapitre 2 – Appareil génital féminin

1. A, C, D
2. B, C, D
3. A, B, C, E
4. A, B, C, D
5. A, B, C, D
6. A, B, C, D
7. A, B, C, D, E
8. C, D, E
9. A, B, D, E
10. A, B, C, E

Chapitre 3 – Appareil génital masculin

1. A, E
2. A, B, E
3. A, D, E
4. A, B, C, D
5. A, C
6. A, B, C, D, E
7. B, C, D, E
8. B, C, D, E
9. A, B, C, D, E
10. A, B, C, E
11. A, B, C

Chapitre 4 – Appareil cardiovasculaire

1. A, D
2. A, C, D, E
3. A, B, C, D, E
4. B, C, D
5. A, B, C, E
6. A, B, C, D, E
7. A, B, C
8. B, C, D
9. A, B
10. A, B, C, D, E

Chapitre 5 – Tube digestif

1. A, B, E
2. A, B, C, E
3. A, C, E
4. A, B, D

5. A, C, E
6. A, C, D
7. A, B, C, D, E
8. D
9. B, C, D
10. A, B, C, E

Chapitre 6 – Appareil respiratoire

1. A, C, D, E
2. B, D, E
3. A, B, D, E
4. A, B, C, D
5. B, C, D
6. A, B, C, E
7. B, C, E
8. A, C, E
9. A, B, E
10. A, B, C, E

Chapitre 7 – Appareil réno-urinaire

1. A, C, D
2. A, D, E
3. B
4. C, D
5. A, B, C, D
6. A, B, C, D, E
7. A, C, D
8. D, E
9. A, B, C, D, E
10. A, B, C, D

Chapitre 8 – Appareil de reproduction

1. B, C
2. A, B, C
3. A, B, C, E
4. A, B, C, D, E
5. C, E
6. B
7. A, B
8. A, B, C
9. B, C, D, E
10. A, D, E
11. B, D
12. A, B, D, E
13. A, B, C

Chapitre 9 – Cerveau et organes des sens

1. B, C, D, E
2. A, B, C, D, E
3. B, C, D, E
4. A, D, E
5. A, B, C, E
6. A, B, C, D, E

Chapitre 10 – Malformations congénitales et tératogenèse

1. B, C
2. A, B, C, D
3. B, C, D, E
4. A, B, C, D, E
5. A, B, C, D, E
6. A, B, C, D
7. A, B, D, E
8. B, C, D, E
9. A, C, D, E
10. A, B, C

Index

R

S

T

U

V

471171 – (I) – (5) – CMM100

Elsevier Masson S.A.S - 62, rue Camille-Desmoulins, 92442 Issy-les-Moulineaux Cedex
Dépôt Légal : janvier 2012

Composition : SPI

Imprimé en Italie par Legoprint